GESTÃO COMERCIAL PARA CLÍNICAS DE ESTÉTICA

. . .

COMO AUMENTAR E MANTER O FLUXO DE CLIENTES

Produção Editorial
Sérgio Souza

Capa
Marco Mancen

Projeto Gráfico e Diagramação
Marco Mancen
www.marcomancen.com

Imagens
Depositphotos

Foto autor
Cedida pelo autor

Revisão
Allan Vitor de Andrade

CONTATOS COM O AUTOR E VENDAS:

WhatsApp:
11 98332-5014

E-mail:
sergioluiz-souza@hotmail.com

Website:
www.sergiosouzamentoria.com.br

Instagram:
@sergiocpaplastica

2ª Edição - 2024
Rio de Janeiro, Brasil

Dados Internacionais de Catalogação na Publicação (CIP)
(Câmara Brasileira do Livro, SP, Brasil)

Gestão comercial para clínicas de estética : como aumentar e manter o fluxo de clientes / [produção editorial Sérgio Souza]. -- 2. ed. -- Rio de Janeiro : Alone Serviços Editoriais, 2024.

Bibliografia.
ISBN 978-65-85689-10-6

1. Beleza (Estética) 2. Clientes - Atendimento 3. Empreendedorismo 4. Gestão de negócios 5. Planejamento estratégico I. Souza, Sérgio.

24-198320 CDD-658.06

Índices para catálogo sistemático:

1. Gestão de negócios : Administração 658.06

Aline Graziele Benitez - Bibliotecária - CRB-1/3129

GESTÃO COMERCIAL PARA CLÍNICAS DE ESTÉTICA

2ª EDIÇÃO REVISADA E AMPLIADA

COMO AUMENTAR E MANTER O FLUXO DE CLIENTES

2ª Edição | 2024
Rio de Janeiro | Brasil

SÉRGIO SOUZA

AGRADECIMENTOS

A Deus, ser supremo e soberano, de onde nasce toda inspiração.

À minha esposa e filhos queridos, que são veículos de inspiração, baseada na essência do mais puro e doce amor.

Aos meus colaboradores, os quais participaram de alguma forma para realização desta obra.

E a todos que diretamente ou indiretamente, expressaram o seu incentivo e apoio, sem dúvida me motivando durante a labuta incansável que resultou na concretização deste projeto. Muito obrigado a todos, e que Deus retribua em dobro tudo o que desejaram para mim.

Sergio Souza

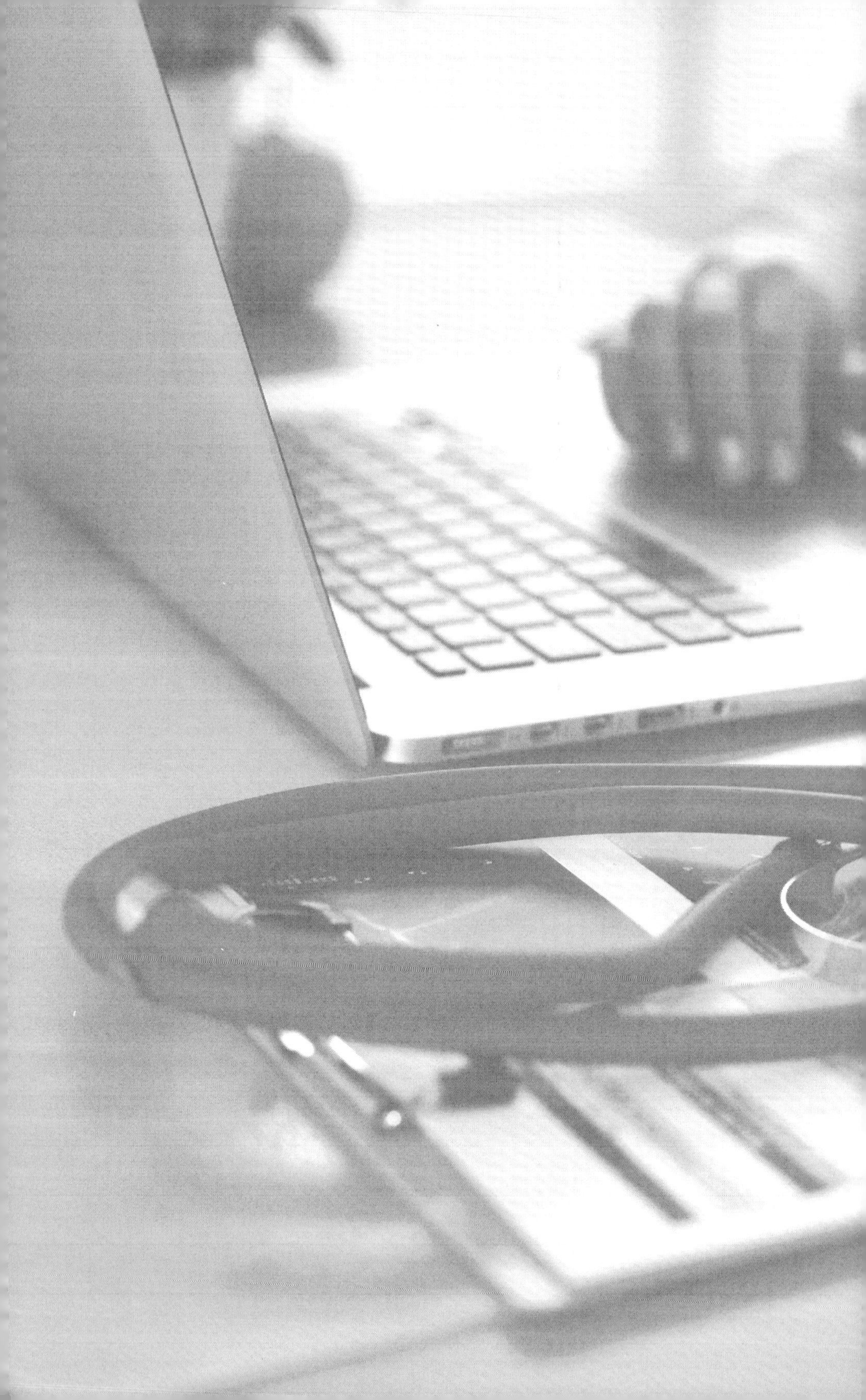

APRESENTAÇÃO

O livro, "Gestão Comercial Para Clínicas de Estética" é a mais completa obra direcionada aos profissionais e empreendedores que desejam montar a sua própria clínica, observando princípios básicos e ao mesmo tempo inovadores, para que, com mais consistência, construam um negócio de sucesso.

Todos os conselhos, estratégias e estatísticas constantes neste livro foram experimentados e aprovados. Eles levaram, tanto empresas que estavam à beira da falência, como também outras que estavam em seu início, a aumentos expressivos de clientes.

O livro é técnico e prático. Caso o leitor aplique os métodos citados sistematicamente, sem dúvida obterá resultados relevantes para seu negócio.

O mercado de estética, que é considerado um dos mais promissores nos últimos anos, para muitos ainda é utopia, porém isso se deve à falta de conhecimentos e habilidades comerciais. Por este motivo, com muita tristeza, temos assistido ao fechamento de grandes clínicas com estruturas extraordinárias.

Caro leitor, que estes escritos possam cooperar com seu crescimento como profissional, assim como com a expansão do seu negócio.

O autor

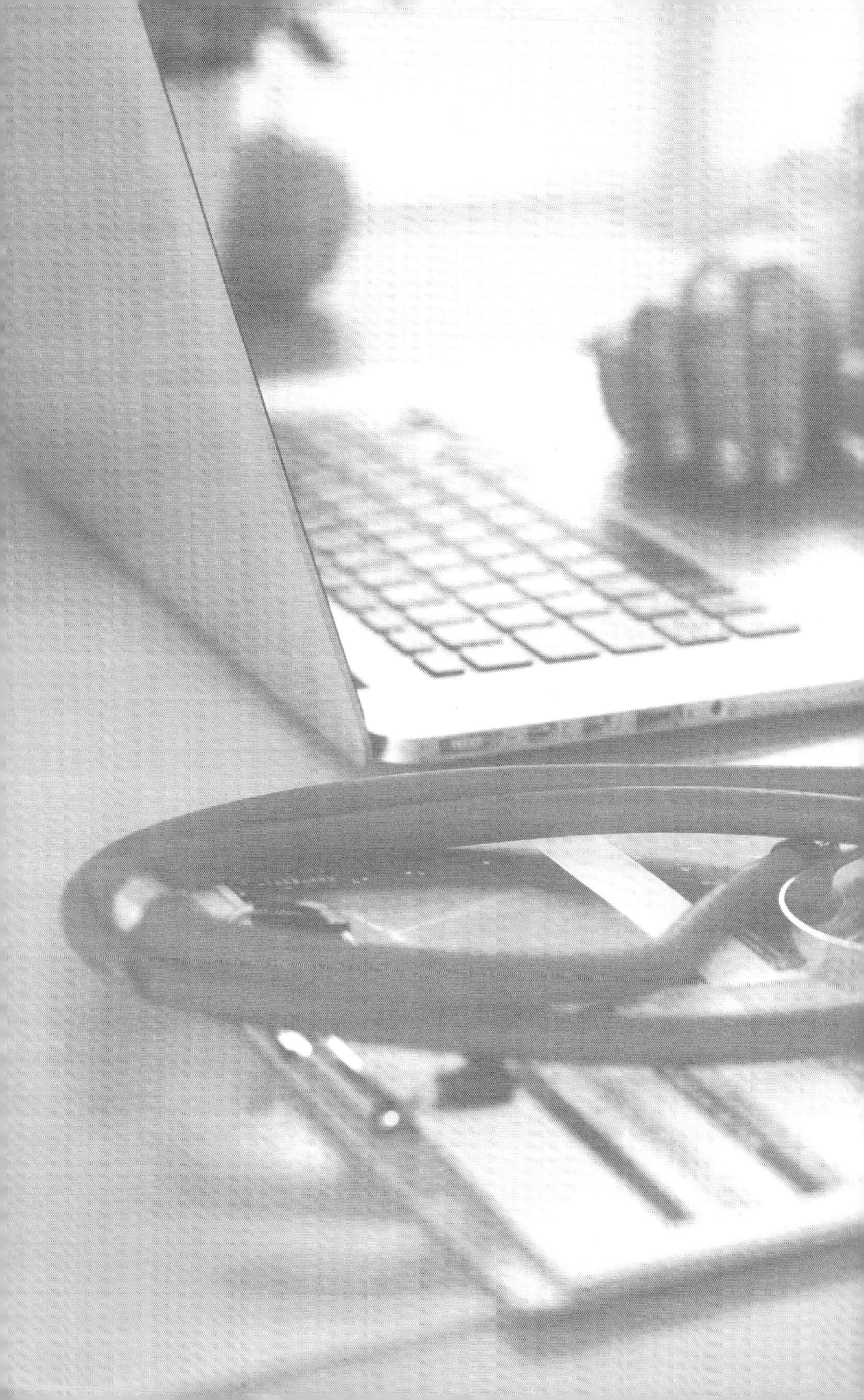

PREFÁCIO

Gestão comercial para clínicas de estética é também abrangente às clínicas de plástica e centros de estética. Trata-se de uma obra inédita, a qual é o resultado de vinte anos de trabalho do autor como gestor comercial de grandes empresas.

Ele também é autor do livro "Vendedor ou Balconista."

E em sua jornada também acumulou a experiência de recuperar empresas na área de estética que estavam à beira da falência por falta de clientes.

O autor atua até hoje como consultor empresarial, orientando empresários e suas equipes, com técnicas e segredos já experimentados e aprovados como veículos para resultados bastante expressivos.

O livro é prático e revela formas passo a passo, capazes de levar o empreendedor novato ou experiente a números bem satisfatórios para o seu negócio.

Os resultados alcançados pelo autor quando na gestão de empresas, também o levaram a atuar como representante das mesmas em comerciais de rede de TV aberta, e aos principais veículos de mídia nacional.

A todos os leitores desejamos que tirem bom proveito destes escritos e se torne um diferencial no mercado.

O editor

DEPOIMENTOS

O mercado de estética é uma área em franca expansão no Brasil e no mundo. As técnicas e tecnologias evoluem a cada dia, e precisamos acompanhar esse crescimento. Nossos maiores desafios são a gestão de pessoas, processos e equipes. Isso não aprendemos nas faculdades, nos cursos de especialização, em residências médicas. O profissional da saúde não foi preparado para ser gestor do seu negócio, contudo há a necessidade de evoluir os processos de gestão sem deixar de lado o atendimento humanizado, mas mantendo sua natureza empresarial. Não se trata mais somente de resultado. Não basta ser um bom profissional e ter uma secretária simpática, precisamos entregar uma experiência completa ao nosso cliente. O primeiro contato com os pacientes já se inicia muito antes, nas mídias digitais. As estratégias mudaram e temos que estar atualizados.

Tive a felicidade de conhecer o trabalho do Sérgio, que há muitos anos trabalha e estuda a área de gestão, desde a época em que não se falava sobre o tema na área médica. Sérgio é obstinado no que faz e exímio conhecedor da área em que atua. É um especialista em gestão de pessoas e equipes de vendas. Tenho absoluta certeza de que esta obra irá agregar extremo valor à sua clínica, ao seu negócio, à sua equipe. Será o seu manual do sucesso na estética. Aproveite a sua leitura!

Dr. Rogério Capobianco

- Cirurgião Plástico

- Especialista em Contorno Corporal e Mastopexia Estruturada

- CEO de Clínicas Médicas

- Diretor Técnico do Hospital Oeste DayDra. Isabella Souza

Para o sucesso profissional de um cirurgião plástico não basta o treinamento técnico e conhecimento anatômico aprimorado durante os 11 anos de estudo, é necessária uma gestão de carreira. Relações interpessoais são de extrema importância e o Sérgio Souza, junto à sua equipe, estrutura uma rede de apoio fortalecendo a confiança e o acolhimento na relação médico-paciente. A sua especialidade em gestão e vendas permite que os pacientes, antes mesmo de passarem pela primeira consulta com o cirurgião, já tenham empatia e confiança na equipe médica, aumentando a chance de fechamento de contratos cirúrgicos e fortalecimento dos vínculos entre médico e paciente, fundamentais no pós-operatório.

Caso o paciente esteja em dúvida entre dois médicos da mesma especialidade, sua escolha, muito provavelmente, será com base no emocional, e ele, com a sua longa experiência, direciona essa escolha. Para todos os médicos, independente de possuir clínica ou não, conhecimentos administrativos são fundamentais, mas não são abordados nas faculdades e residências médicas. O Sérgio compartilha sua grande experiência e me assessora nessa lacuna de conhecimento, para o qual não fui preparada. Hoje sou grata, pois ele permitiu fortalecer meus alicerces em uma carreira sólida, sustentável e bem-sucedida.

Isabella Sousa silva Lopes

Cirurgiã plástica especialista em reconstrução mamária e cirurgia estética da mama e contorno corporal.

Sérgio Souza é um escritor e especialista em gestão comercial com enfoque na estética. A estética, ramo filosófico, busca entender a beleza nas manifestações naturais e artísticas, influenciando o mercado globalmente.

A beleza reflete o comprometimento com valores estéticos, desde a Idade Média até os padrões matematicamente definidos no Renascimento. A filosofia da arte considera proporções e harmonia, influenciando a definição de beleza ao longo da história. A estética hoje domina um vasto mercado econômico.

As intervenções estéticas na área médica estão se expandindo para diferentes faixas etárias, proporcionando segurança e rápida recuperação.

A autoestima elevada é crucial para a saúde mental, especialmente em mulheres. Clientes exigentes valorizam detalhes e buscam profissionais qualificados.

A diversidade de produtos e serviços, a humanização no atendimento e a análise da concorrência são fundamentais para o sucesso.

Enfim, Sérgio vê isso com muita clareza e busca em suas colocações acrescentá-las em nosso dia-a-dia nos consultórios mais sérios em todo Brasil. E não menos importante do que os itens supramencionados, uma bela administração de valores para que possa entre compras e gastos fixos e variáveis, perpetuar de forma ascendente.

Um forte abraço da colega de trabalho e amiga Dra Letícia Coser Merlo.

Dra Letícia Coser Merlo

Médica formada pela Universidade Iguaçú - 2005, especializada medicina Ortomecular - Endócrinologia/ Certificada em Harmonização e Bioplastia Glúteas e Membros Inferiores /Mini Lipoescultura. Universidade Federal do Estado do Rio de Janeiro e pela Santa Casa de Misericórdia do Estado do Rio de Janeiro

SUMÁRIO

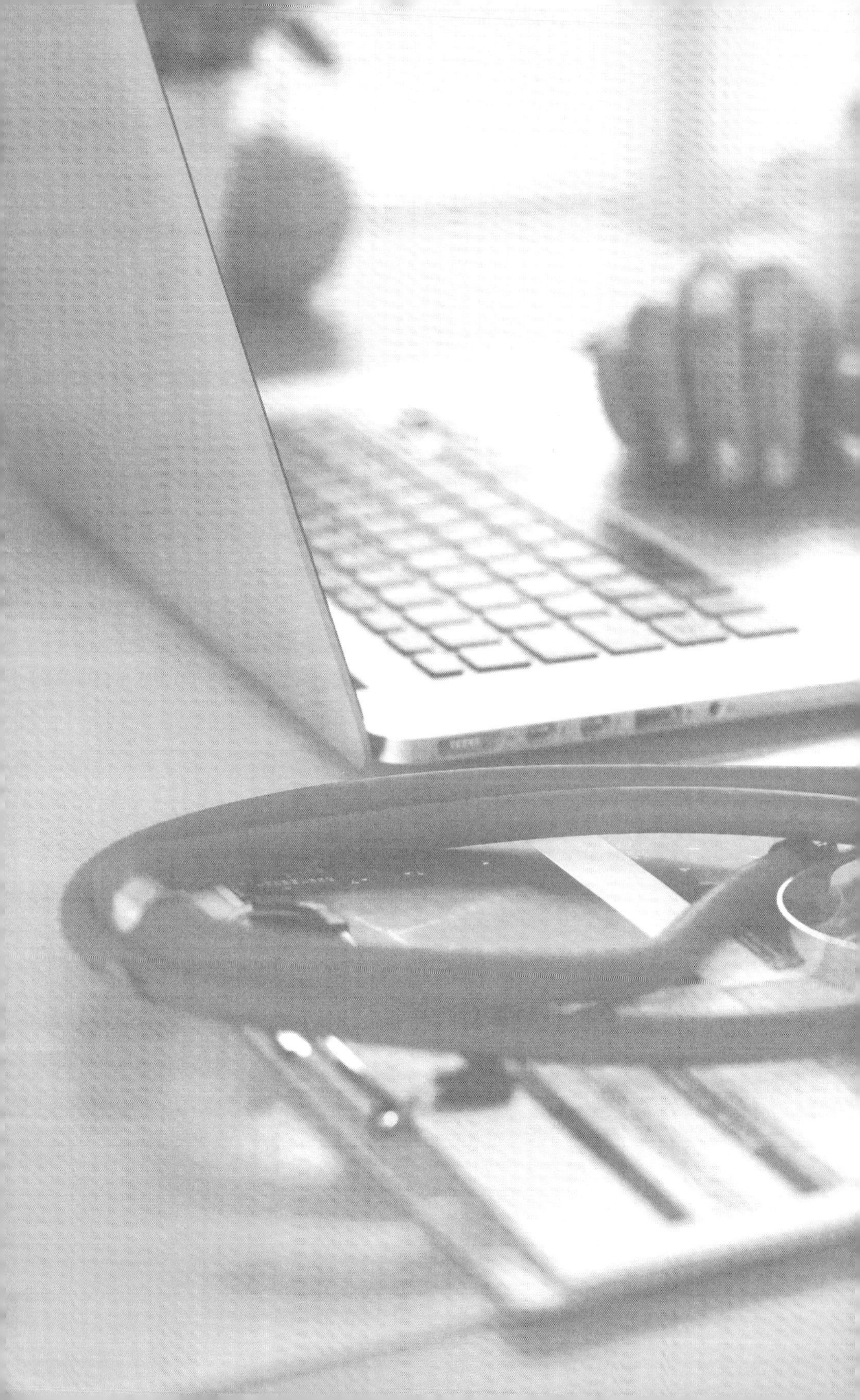

INTRODUÇÃO

Alguns esclarecimentos devem ser considerados antes de iniciar a leitura dos primeiros capítulos.

Embora este livro seja direcionado aos profissionais, médicos, fisioterapeutas e esteticistas, deve-se considerar que ele trata prioritariamente de assuntos comerciais, por isso usamos, não muitas vezes, a palavra "venda", da mesma forma não usamos paciente, e sim cliente.

Nem sempre citamos também médicos, e sim "empreendedores ou profissionais". Enfim, tentamos ser genéricos por se tratar de um tema direcionado aos profissionais médicos ou não, como gerentes comerciais ou proprietários de clínicas e SPAs não médicos.

Algumas vezes não tratamos como clínicas, consultórios médicos, ou centros de estética, mas simplesmente, como "seu negócio ou empresa".

As maiores clínicas têm em seu quadro de funcionários, alguns que são meramente comerciais, mais um motivo para o emprego da linguagem genérica, simples e prática, com a finalidade de que o bom entendimento destes escritos seja colocado em prática, após estudado por qualquer membro da equipe de trabalho.

Desejo ao leitor que, ao ler e colocar em prática estes conselhos já experimentados por profissionais das áreas comercial e de estética, alcance sucesso em seu empreendimento.

Sergio Souza

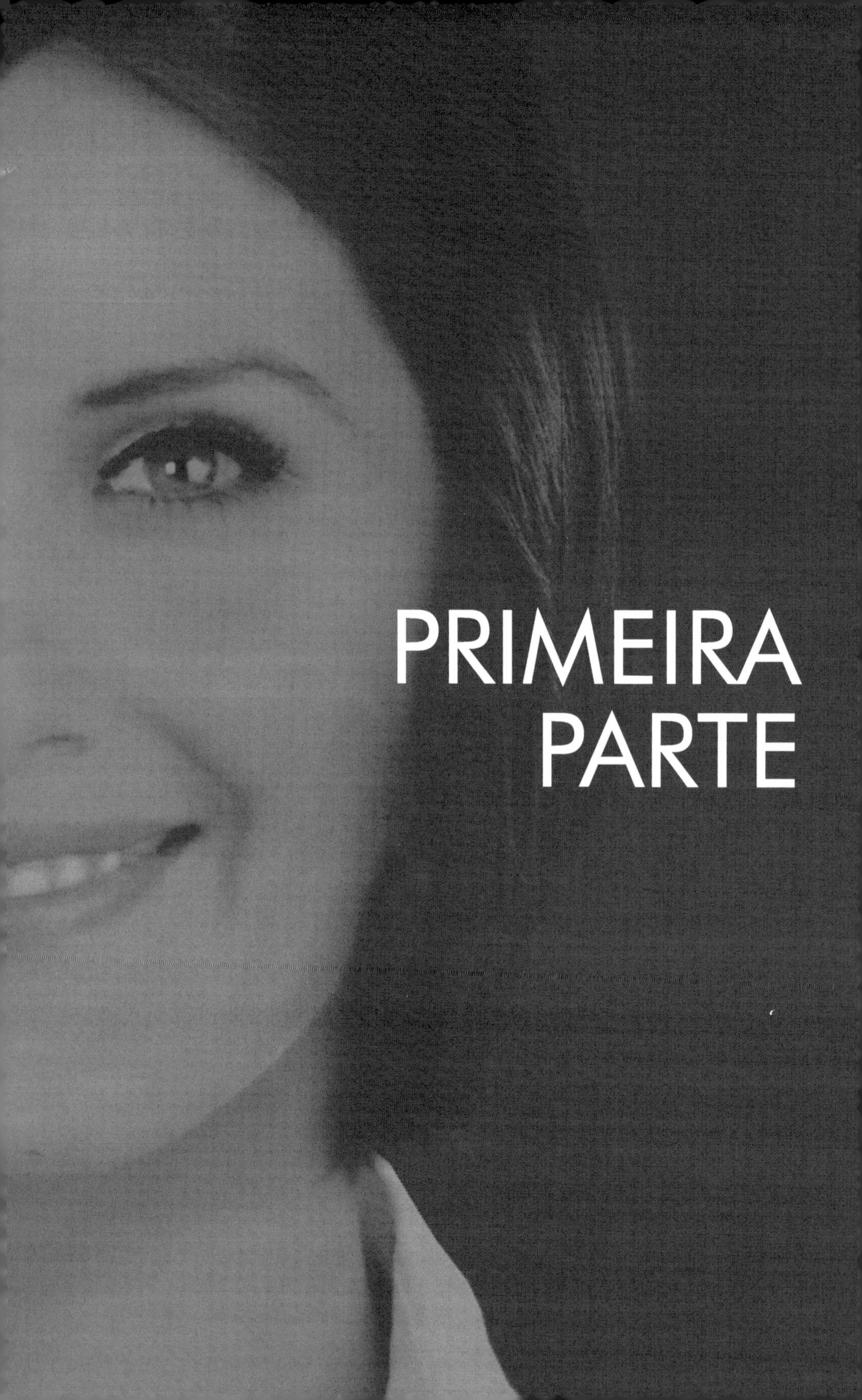

PRIMEIRA PARTE

1. RANKING MUNDIAL DOS SERVIÇOS DE PLÁSTICAS E ESTÉTICA

Países que mais realizaram cirurgias plásticas em 2020

1. Estados Unidos (1.485.116)
2. Brasil (1.306.962)
3. Rússia (478.200)
4. México (456.489)
5. Alemanha (425.855)
6. Turquia (360.542)
7. Argentina (284.320)
8. Índia (255.528)
9. Itália (245.400)
10. Japão (222.642)

Segundo os dados da pesquisa realizada pela Sociedade Internacional de Cirurgia Plástica divulgada este ano, o Brasil se encontra em segundo lugar no ranking internacional de cirurgias plásticas realizadas, perdendo apenas para os Estados Unidos.

Observou-se também um crescimento expressivo de cirurgias plásticas de face, por conta da pandemia, quando a comunicação por vídeo conferência aumentou expressivamente, e ele também atingiu adolescentes que antes não eram um público-alvo expressivo.

CRESCIMENTO NO SETOR DE ESTÉTICA

Dados divulgados pela Associação Brasileira da Indústria de Higiene Pessoal, Perfumaria e Cosméticos indicam que a estética é um dos ramos de maior crescimento no mercado brasileiro. Nos últimos anos, esse setor cresceu 567%. O Brasil alcançou também a posição de país com o maior mercado de estética no mundo, ficando atrás, apenas, dos Estados Unidos, 16,5%, e da China, com 10,3%. Explicam os psicólogos, que a autoestima elevada é condição importante para s saúde mental e o bem-estar de muitas mulheres que sofrem com traumas e complexos relacionados ao seu próprio corpo ou aparência.

2. COMO MONTAR UM DEPARTAMENTO COMERCIAL

2.1 - O CORAÇÃO DA EMPRESA É O DEPARTAMENTO COMERCIAL

O departamento comercial de toda grande empresa é considerado o coração, ou seja, se ele parar todo corpo para.

O coração também é sinônimo de emoções que produzem resultados positivos ou negativos.

Muitas empresas com estruturas físicas extraordinárias, bem organizadas, com tudo para ser sucesso, acabam fracassando porque seus gestores não cuidam do seu coração. Em várias empresas por onde passei, e até mesmo grandes clínicas, tão lindas e com tantos equipamentos e excelente estrutura física, percebi que quando se tratava de investimento na área comercial, existia certa resistência ou indiferença.

Por outro lado, trabalhei com gestores que conseguiram fugir do campo de falência, quando decidiram priorizar o cuidado com o coração, ou seja, o comercial da empresa.

Em uma das maiores clínicas em que fui gestor comercial, o proprietário após entender essas necessidades me disse:

– Tenho muitas necessidades, preciso fazer obras, comprar equipamentos, melhorar a estética da minha clínica, mas decidi investir prioritariamente no coração da empresa, o meu departamento comercial.

Após melhorar as ferramentas de trabalho da equipe comercial, melhorar os ganhos em forma de comissões e prêmios, a empresa deslanchou de forma impressionante, e assim pôde, logo após, investir nas outras áreas.

Atenção empreendedor, mexa com o coração da sua empresa, motive-o a liberar boas emoções e ficará surpreso com os resultados.

O departamento comercial é o coração do seu negócio, cuide dele e todo corpo será saudável.

2.2 - EQUIPE COMPETENTE É SINÔNIMO DE SUCESSO

A Escolha de uma Equipe Competente é sem dúvida um dos itens mais importantes para o sucesso do seu negócio.

Gostei muito da primeira vez que li a reportagem do empresário e apresentador Silvio Santos, quando lhe foi perguntado a que ele atribuía o seu sucesso. A resposta curta e direta naquela época, cerca de 20 anos atrás, muito cooperou com o meu crescimento profissional. Silvio Santos respondeu que atribuía o seu sucesso a trabalhar com muita seriedade, e se rodear de pessoas competentes.

Um ditado antigo diz que, "uma andorinha só não faz verão" e, sem dúvida, por mais que o empreendedor seja competente, como foi para projetar e montar um grande negócio, caso não tenha ao seu lado pessoas competentes, estará fadado ao fracasso mais cedo ou mais tarde.

Se for necessário, mude aos poucos a equipe, caso não aceitem melhor ou mudar a forma de trabalho do razoável para o excelente.

Você tem uma equipe excelente? Se não tem, providencie uma urgente. Gosto muito da frase do empresário Roberto Justus, "No mercado não há lugar para amadores".

Os amadores não sobrevivem, invista na sua equipe!

2.3 - CUIDADO COM A EMPRESA EM FAMÍLIA

Sem dúvidas existem muitas empresas nas quais a família está na liderança, e é sonho de todo empresário que é pai, ter seus filhos a frente de seus negócios. É claro que as preocupações estão relacionadas a dois fatores importantes; o primeiro é a confiança, não ser lesado ou passado para traz por outros que não sejam da família; o segundo caso, tem a ver com o fato de que não viverá eternamente e os filhos precisam ser preparados para assumir o seu negócio quando necessário. No entanto muitos empresários têm se frustrado com a falta de interesse dos filhos, que não valorizam o negócio que o patriarca construiu com muito suor.

São muito comuns os casos em que, após a morte do patriarca, os filhos se desfazem rapidamente de tudo que foi deixado.

Um grande índice de problemas, no entanto tem ocorrido quando o patriarca ainda está vivo.

Enquanto algumas empresas crescem com a influência de toda família na liderança, em outras acontece o contrário, e isso ocorre pela falta de qualificação ou até mesmo competência de membros da família que estão a frente, e não permitem que outros que não são membros da família desenvolvam um trabalho, mesmo quando competentes.

É necessário que o empresário avalie tudo de forma racional, não permitindo que a emoção seja o principal referencial para decisões importantes e capazes de mudar o rumo da empresa, para o fracasso ou para o sucesso.

Há alguns anos assumi a gestão comercial de uma empresa com muito boa estrutura em prédio próprio, mas que estava no vermelho desde seu início, por dois anos. O proprietário da mesma vinha pagando todas as contas do seu próprio bolso durante todo este período.

A frente desta empresa estava além do proprietário, sua esposa, filhos, irmãos e cunhados, esta, realmente se tratava de uma empresa em família.

Fui surpreendido com a coragem do proprietário que já conhecia meu currículo, pois fez uma reunião com todos apenas eu naquela reunião não era da família. O próprio me apresentou como gestor e deu ordem a todos os membros daquela família de que não me atrapalhassem, e informou que naquele momento eu tinha carta branca para fazer projetos e desenvolvê-los, tendo a obrigação de informar somente a ele das minhas decisões.

Confesso que foi a empresa familiar onde melhor desenvolvi o meu trabalho, pois não houve nenhuma interferência em todo período de minha gestão.

O resultado veio logo nos três primeiros meses, a empresa saiu do vermelho e se tornou no primeiro ano após minha gestão, uma das mais conhecidas e sólidas da região.

Atenção empreendedor, não misture as coisas e não permita que familiares o façam, deixe que a sua empresa experimente o crescimento com profissionais que trocam o razoável pelo excelente, sendo esses profissionais da sua família ou não.

Não trave o crescimento da sua empresa, cada peça deve estar em seu devido lugar para que as máquinas tenham um funcionamento excelente.

2.4 - DEFINA PRIMEIRO A SUA META DE FATURAMENTO A CURTO E MÉDIO PRAZOS, EM CIMA DISSO MONTE SUA EQUIPE COMERCIAL

É necessário que o empreendedor defina o quanto pretende faturar é claro, para que estruture o seu comercial com base nisso.

Metas imensuráveis e absurdas atreladas a estruturas comerciais inadequadas, sem dúvida, é loucura.

Em nossa gestão, já montamos equipes com quatro pessoas que conseguiram aumentar o faturamento da empresa em mais de 300% dentro de um ano. Nem sempre isso é proporcional, podemos imaginar que oito pessoas então fariam dobrar este faturamento que quatro fizeram. No entanto, o que está em evidência é tanto a gestão do líder, como a competência dos cooperados.

Outra observação importante para o empreendedor é contratar um gestor comercial experiente, que seja atento aos resultados diários, semanais e mensais de cada um dos seus cooperadores.

Deve-se julgar qualificação, competência, vontade de crescer e de ser bem remunerado. O cooperador que só se interessa por salário fixo e não pela comissão, deixa de ser interessante para a empresa.

Cada profissional deve produzir o suficiente para pagar o seu próprio salário e comissão, restando ainda um lucro satisfatório para empresa.

Nos próximos capítulos citaremos alguns planos estatísticos possíveis de serem alcançados, pois eles já foram experimentados várias vezes em empresas diferentes, porém, como já disse, tudo dependerá do empenho da equipe e da experiência do gestor comercial.

2.5 - POR QUE MONTAR UM DEPARTAMENTO COMERCIAL?

Médicos falam de procedimentos, profissionais da área comercial falam de dinheiro. Vivenciei esta realidade por muitos anos de gestão, quando alguns clientes, ao saírem do consultório do médico, após avaliação dele, testemunhavam que tinham gostado do profissional, mas quando o médico entrou no assunto do dinheiro não se agradaram muito, a ponto de perguntar ao consultor comercial, se realmente o médico é bom.

Detectamos, com o passar dos anos, que clientes não gostam de falar com os médicos sobre dinheiro, apenas de procedimentos.

A figura do profissional médico em geral, para quem não é da área ainda é muito endeusada, ou seja, para muitos, "Deus no céu e o médico na Terra". Isso ainda faz com que o médico seja pressionado por alguns a assumir a ideia de medicina gratuita, afinal de contas o médico precisa fazer o bem, dizem alguns.

Cobrar e falar de dinheiro; isso não é bom para maioria dos clientes quando feito pelo médico. Por isso, precisa-se do consultor comercial.

Outra ocorrência muito comum é após a saída do cliente da sala de avaliação e seu encaminhamento para sala comercial, ouvir ele dizer:

– Gostei do médico, mas ele realmente é bom? Neste momento, entra a habilidade do comercial, o médico acredita ter feito 100%, porém o cliente saiu apenas 50% convencido, agora é a vez de o comercial fazer os outros 50% dando as melhores referências sobre o profissional médico.

Se o empreendedor não investir em um departamento comercial, o cliente sairá em busca de outra clínica que lhe dará os 50% restantes após sair da sala de avaliação. Em anos como gestor de clínicas, encontrei muitos profissionais médicos que não gostam desta ideia, acreditam que são bons suficientemente para realizarem o trabalho sozinhos, mas todos que adotaram a implantação de um departamento comercial, após um tempo de experiência, não queriam voltar à forma antiga de trabalho.

3. CLÍNICAS DE ESTÉTICA DE SUCESSO

Há mais de 20 anos, a notícia é de que o setor de estética é um dos melhores mercados do Brasil e do mundo, algo promissor. No entanto, se vê que muitas centenas de empresas da área fecham a porta rapidamente, algumas não passam nem do primeiro ano, e isso acontece tanto com clínicas de portes pequenos como grandes. Onde estaria o erro, já que o setor é tão promissor? Fazendo gestão, consultoria empresarial e comercial neste setor há 20 anos, com facilidade conseguimos fazer apontamentos simples, porém relevantes, os quais, para alguns são sem importância, embora seja bem conhecido o antigo ditado, *"os pequenos detalhes fazem toda diferença."*

Nos últimos anos a notícia de que a área de estética é o melhor empreendimento do mundo, levou muitos investidores a entrarem para o ramo, clínicas de grande, médio e pequeno portes entraram nesta grande concorrência, com isso, aquelas que aparentemente já estavam no topo, sentiram a pressão, novatos entrando com valores baixíssimos, a fim de conquistar campo e atraindo aqueles que pareciam ser "clientes fidelizados". A maior dificuldade neste caso, foi para clínicas de portes médio e grande, que possuem despesas fixas maiores, como funcionários, aluguel de ponto e outros. Em todo Brasil, tenho testemunhado o pedido de socorro de empreendedores que gastaram fortunas, mas que não conseguem o retorno e muito menos manter o negócio tão sonhado. Para muitos, o sonho se tornou pesadelo.

OS DOIS INDICADORES QUE QUALIFICAM UMA CLÍNICA DE FORMA RESUMIDA:

· TRABALHO TÉCNICO QUALIFICADO

· GESTÃO DE PESSOAS

Integrado a isto estará:

- Qualificação do pessoal que realiza os procedimentos

Será impossível a fidelização de um cliente, caso os profissionais que realizam os procedimentos não sejam treinados ou qualificados, pois os resultados certamente se manteriam abaixo do que o mesmo esperava. Portanto, procure se atualizar, caso seja você o executor dos tratamentos, ou, se for contratar alguém, faça com muito critério. É inadmissível que um profissional exerça sua função sem o mínimo de qualificação, pois já presenciei resultados horríveis por falta de responsabilidade, quando alguém atua sem qualificação, pessoas com rosto queimado, cirurgias malsucedidas no pós-operatório, mulheres saindo do salão de beleza com cabelo pegando fogo, chega a ser cômico, mas é muito sério.

- Diversidade de tratamentos

Há alguns anos, enquanto fazia a gestão de uma clínica, precisei contratar algumas profissionais para realizar tratamentos faciais e corporais, e fiquei surpreso ao entrevistar algumas que não realizavam mais que três tratamentos. Então me perguntava o motivo pelo qual elas não procuraram se profissionalizar um pouco mais, antes de entrarem no mercado profissional.

Caso a clínica não tenha diversidade de tratamentos, perderá para concorrência, exemplificando, ninguém vai a um supermercado que só vende arroz e feijão, as pessoas querem encontrar todos os itens necessários para abastecer sua despensa, da mesma forma a clínica precisa oferecer tratamentos diversos para seu cliente, quando isso não acontece, ele fica dividido entre clínicas diferentes, e no final acaba encontrando outro profissional.

- Valores cobrados à altura ou no nível do tratamento (justos)

Existe um público que busca, em primeiro lugar, o preço, e não entende a respeito de valor. Mas é crescente os clientes que sabem diferenciar, sobre valor e benefício. Para se cobrar um valor justo, é necessário que se tenha um serviço à altura. Alguns profissionais cobram por uma limpeza de pele de 20 minutos, o mesmo valor cobrado por outra que realiza o procedimento com mais recursos, levando até 60 minutos. Particularmente já fiz em mim as duas modalidades, e escolhi ficar com a profissional que cobrou mais caro e dedicou quase uma hora ao serviço, pois o tratamento teve mais resultado. A pergunta antes de tabelar valores deve ser:

- O que estou oferecendo é compatível com o valor cobrado?

- Equipamentos modernos e em bom estado de uso

Nos dias de hoje, o cliente se tornou mais exigente por conta da facilidade de informações via internet, e alguns chegam à clínica perguntando sobre tratamentos que ainda não chegaram ao Brasil. Dificilmente uma empresa terá sucesso sem aquisição de equipamentos modernos. A grande vantagem é que os equipamentos mais caros são oferecidos em forma de locação, e os mais em conta, compra-se com facilidade de pagamento parcelado, com isso até aqueles que iniciam bem pequenos conseguem se organizar abrindo um negócio com equipamentos novos. Se quer ter sucesso, adquira equipamentos novos ou, se usados, em bom estado para uso.

- Limpeza do local e higienização de materiais e equipamentos

É bem conhecido o ditado, *"A primeira impressão é a que fica"*, com toda certeza, neste ramo de negócios, limpeza do local e higiene de materiais e equipamentos é fator indispensável. Particularmente, já fiz gestão em uma empresa com referência muito negativa nesta área, equipamentos muito antigos e em péssimo estado de uso, local totalmente rústico, e transmitia uma visão muito forte de falta de limpeza. Com todo esforço para ajudar esta empresa, que estava em um momento difícil, tive dificuldades, e ao fim, o resultado geral obtido naquela gestão foi bem insignificante, pois os clientes não engajavam de jeito nenhum.

- Localização e conforto

É bem verdade, que ao começar um negócio novo alguns tem mais recursos, outros menos, mas na medida do possível é bom pensar bem, pesquisar a localização, pois existem alguns lugares de acesso muito difícil, longe de estações e pontos de ônibus, ou de acesso difícil até para quem tem automóvel. Como existem situações em prédios que não têm elevador, sendo isso uma barreira muito grande, pois nem jovens e nem idosos toleram subir grandes escadas. A clínica também deve oferecer serviços gratuitos aos clientes, como café, chás, biscoitos, água. Um banheiro bem limpo, também faz parte deste pacote. Mas um dos itens que faz toda a diferença é o ar-condicionado. Clínicas de estética sem ar-condicionado, só conseguem sobreviver se os valores cobrados forem muito abaixo dos valores dos concorrentes. Já fiz gestão em uma clínica com essa condição, era tudo tão precário que eu preferi não continuar o trabalho, aconselhei a pegar o meu pagamento e fazer melhorias na estrutura, pois não havia vontade da parte do proprietário para solucionar tal dificuldade. Clientes saíam dos tratamentos totalmente molhados de suor. Meu conselho é, se não puder comprar um ar-condicionado para sala de atendimento, não abra seu negócio, espere até ter condições, ou ficará frustrado. Programas de TV na recepção, essa é uma das falhas que vejo com maior frequência, não só no segmento de estética, mas na maioria. Não se deve colocar canais jornalísticos que em todo tempo noticiam mortes e desgraças. Pois a missão das empresas de estética é trabalhar não somente a autoestima do cliente como também promover o bem-estar. Escolha programas que geram alegria e não tristeza.

- Receptividade via telefone ou presencial

Quem não gosta de ser bem-recebido? Seja na casa de um familiar, de um amigo, como convidado para alguma festa. Da mesma forma ocorre na área empresarial, como é bom chegar e ser bem recepcionado por todos, não apenas pela recepção, mas por todos os demais setores, seja o médico, ou a esteticista, ou o pessoal da área comercial, isso dá ao cliente vontade de voltar sempre.

- A interação de todos os funcionários da empresa, desde a recepcionista até as técnicas que realizarão os procedimentos

Geralmente, quando um cliente adentra uma clínica, passa por mais de um setor, desde a recepção, médico e até a área comercial, e é muito importante que todos estes colaboradores saibam e conheçam o cliente com que estão lidando, e isso pode acontecer quando todos interagem de forma sistemática, buscando informações a respeito da personalidade de cada cliente. Particularmente, trabalhando na área comercial, sendo o primeiro contato com o novo cliente, sempre procurei passar informações úteis aos médicos e técnicos que iriam atender o cliente posteriormente, e isso sempre ajudou, pois ficavam sabendo dos gostos e estado de espírito dele. Na cabeça do cliente, parece que todos adivinharam seus gostos ao mesmo tempo.

- **Funcionários que realmente mostrem satisfação em trabalhar na empresa, com sorriso no rosto e sempre levantando a autoestima do cliente**

Isso é muito sério, pois um funcionário mal-humorado pode colocar tudo a perder e muito se vê por aí. Particularmente observo quando o funcionário é desatencioso ou está com problemas em casa que leva para o trabalho, ou está insatisfeito com a empresa, ou com a função que exerce. Neste caso eu sempre digo: não está satisfeito pede as contas, mas não atrapalhe a evolução de toda uma empresa. Pois se o cliente não se sentir bem com tal funcionário, não voltará mais ao estabelecimento. Neste ramo, eu digo que sorrir não é um favor, mas uma obrigação, faz parte do pacote de serviços, sem sorriso não tem como .

4. CRESCIMENTO POR MEIO DA INTERNET E SUAS FERRAMENTAS

Sobre ferramentas da internet, sem dúvidas é um grande coadjuvante para o crescimento de qualquer negócio, em específico na área que estamos tratando. No entanto, é importante saber que uma empresa que faz captação de clientes, mas que não observa os itens que já falamos e ainda vamos falar, será uma empresa saco furado, na qual o cliente entra por uma porta e sai pela outra. Por isso a internet é uma ferramenta auxiliar, que funcionará muito bem, harmonizando com todos os itens de gestão inteligente.

Já testemunhei empresas do setor investirem em internet valores altíssimos por algum tempo e desistir desistirem posteriormente por não conseguirem construir boa reputação com o passar dos anos, e já vi outras investirem valores pequenos, mas crescerem e construírem boa reputação. É necessário avaliar e objetivar:

- Gestão Inteligente: Quem faz gestão na sua empresa? Você ou um outro funcionário? Gestão inteligente só é possível por meio de um bom líder, geralmente as empresas que crescem são direcionadas por pessoas neste perfil, e isso se vê tanto em empresas grandes como pequenas. A exemplo disso, temos o grupo de empresas de Silvio Santos, no qual os acionistas nunca renunciaram à sua presença a frente dos negócios, pois o mesmo nunca foi chefe e sim líder. Por falta de conhecimento, algumas empresas ainda atuam de forma arcaica, sem diferenciar ou reconhecer os novos formatos de gestão das empresas de sucesso atuais. No tempo do meu pai, contratava-se um profissional com faculdade de administração de empresa, que era o chefe de todo resto, agora o formato é bem diferente, já se consegue reconhecer que os melhores resultados vêm por meio de liderança e não por meio de chefia.

*** Em primeiro lugar vem o *setor estratégico***, com visão ampla de todos os setores que, embora não faça tudo, consegue enxergar tudo, com visão de águia, vê muito longe, é sempre inovador, e sempre muito criativo.

Geralmente são os CEOs ou gestores que ocupam esta posição

Em segundo lugar vem o *setor tático

São os que apoiam diretamente o setor estratégico, arranjando meios para executar as estratégias do gestor, são esses os engenheiros de TI, os designers e os profissionais de marketing.

Em terceiro lugar vem o *setor operacional

Estes executam e apoiam os setores acima, dando suporte, são os administradores, auxiliares, recepcionistas, serviços gerais e outros.

É possível fazer este formato de gestão mesmo em uma empresa de pequeno porte, basta identificar a aptidão de cada funcionário. Geralmente as empresas de sucesso adotam este tipo de gestão, que nos dias de hoje é tendência mundial.

- Marca de valor

Se você pretende ter uma marca de valor, precisa observar o conjunto de toda experiência que estamos compartilhando nestes escritos, e tenho certeza de que ajudará sua empresa a crescer gradativamente.

A construção de uma marca de valor não acontece da noite para o dia, é um trabalho a ser construído diariamente , observando princípios de gestão estratégica e inteligente, como também princípios de liderança, e todos os demais itens surgirão a partir destes ícones.

- Investimento rentável

É de conhecimento dos maiores gestores do Brasil e do Mundo que o investimento em pessoas é um dos principais, os quais levam empresas ao crescimento. Se a sua empresa está começando e não consegue remunerar a todos muito bem, tenha pelo menos um funcionário de liderança que seja bem remunerado e com o crescimento da empresa vá expandindo aos outros. O líder bem-remunerado terá o poder de influenciar os outros a se dedicarem, a vestirem a camisa da empresa, a trabalharem como se fosse deles, com o intuito de vê-la crescer e os mesmo crescerem juntos.

5. CIRURGIÃO PLÁSTICO DE SUCESSO

Como em toda profissão, ser reconhecido como alguém de sucesso é um sonho e, para outros, meta a ser atingida. Na área médica, ainda existem muitas restrições as quais dificultam este objetivo. Na opinião da maioria dos profissionais da área, tais restrições tornam-se arcaicas e deveriam ser atualizadas, pois formatos e modelos se modificam, até mesmo novas leis no sentido genérico são atualizadas e criadas. Porém, não se apegando a tais méritos, muitos cirurgiões têm avançado, exercendo seu ofício com muita destreza, *"A cirurgia Plástica é uma obra de arte viva" (Sergio Souza).* Para a maioria das pessoas, o sucesso vem em consequência do trabalho árduo, mas quando se trabalha arduamente e não se chega ao sucesso, no mínimo, pode ser frustrante. Isso pode acontecer em todos os seguimentos. Certa vez presenciei uma cena inusitada, um cirurgião assistindo a um programa de TV na recepção de uma clínica, no qual relatava que um homem, serviçal, pedreiro, sem estudos, havia adquirido uma casa própria, e uma grande casa própria, até com piscina, então este cirurgião declarou abertamente, "Poxa, por que este serviçal conseguiu adquirir este imóvel e eu que sou cirurgião, estudei tanto, ainda não consegui adquirir o meu? Que comparação frustrante e discriminatória! Nunca pensei que ouviria tais comparação e declaração.

Neste caso, estávamos diante da seguinte situação: um serviçal sem estudos, mas que era reconhecido como um excelente profissional naquilo que fazia, ou seja, tinha sucesso. E em contrapartida, diante de um cirurgião, que mesmo tendo estudado muito, declarava o próprio fracasso e se via como um derrotado. Existem alguns cirurgiões plásticos que estão no topo como profissionais, honorários altíssimos e agendas lotadas. Conheço alguns, que já entrevistei e cujas respostas são: "Nem sempre foi assim, no começo foi muito difícil", mas com trabalho e estratégia, com o passar do tempo, gerou-se o "know how", e agora se colhe os frutos com mais facilidade. A resposta àqueles que se sentem frustrados por não terem chegado aonde esperava chegar, como cirurgiões, é a falta de estratégia e gestão inteligente. Ditado antigo diz: "Por trás de um grande homem sempre tem uma grande mulher", particularmente acredito neste ditado, mudando um pouquinho, "por traz de um grande homem", alterando para, "ao lado de um grande homem", tem uma grande mulher". Mas no caso do cirurgião plástico de sucesso, "ao seu lado, sempre terá uma equipe competente", sendo indispensável estes dois fatores citados: estratégia e gestão inteligente. Dificilmente se vê alguém alcançando sucesso sem uma equipe qualificada.

A estratégia deve estar relacionada a um sistema amplamente estudado e projetado, feito isso, executado com precisão cirúrgica. Por mais que o cirurgião seja um excelente profissional, ele jamais será conhecido como deveria ser, isso demandará muito tempo, hoje em dia, os meios digitais, internet, sao a melhor forma de expor o nível dos trabalhos realizados, e é possível fazer isso sem exposições exageradas. Após a primeira captação do cliente via internet, pode-se trazer o mesmo para mais perto e aí sim, expor os serviços de forma mais aberta. A primeira fase precisa acontecer, ou seja, a captação. Será impossível pescar grandes peixes sem lançar a linha e o anzol com a isca, mas depois de pescado, aí ficará em suas mãos. E agora a segunda fase estará relacionada ao atendimento presencial da equipe e ao sucesso no procedimento realizado. O sucesso da cirurgia deve ser divulgado pela área comercial de apoio ao cirurgião, pois ele não pode fazer isso, daí a necessidade de uma equipe ou pessoa na área. A maioria dos cirurgiões que não têm sucesso hoje, são solitários, tentam fazer gestão de tudo sozinhos e, por mais que não tenham formação como gestores, insistem em fazer, acreditando que estão economizando. Certa vez, vi uma senhora com mais de oitenta anos explicando: "Você está vendo essa apresentadora de TV famosa?", referia-se a Xuxa Meneghel, na década de 90, "ela faz um sucesso estrondoso, mas você sabia que tem uma equipe gigantesca por trás dela? E isso a faz ter sucesso." Ou seja, até aquela simples senhora, conseguia ver que ninguém faz sucesso sozinho, todos precisam de equipe. Para quem está começando, tenha pelo menos uma pessoa na área comercial, que organizará, Publicidade, Marketing e gestão de clientes. Isso lhe dará retorno a curto e médio prazos. E se for persistente, a longo prazo, te levará ao nível de um cirurgião plástico de renome e de sucesso.

6. TELEMARKETING ATIVO, CAPAZ DE MUDAR A HISTÓRIA DO SEU NEGÓCIO

6.1 – TELEMARKETING

Embora o Marketing digital, seja muito forte, o telemarketing ainda é uma ferramenta auxiliar em qualquer processo de vendas. A História do Telemarketing do Brasil.

É muito interessante a história do telemarketing, pois um dos responsáveis, o empresário Eloy Tuffi, além de cooperar com a chegada do sistema no Brasil, também iniciou a primeira escola de informática no país, na época chamada de escola de computação.

Este sistema trouxe, a este e a outros empresários, grande cooperação para que grandes negócios fossem estabelecidos com sucesso.

Em pouco tempo o empresário Eloy Tuffi embalou e se tornou, além de pioneiro em seu negócio, um dos maiores também.

O telemarketing foi e continua sendo uma das principais ferramentas para expansão de empresas. Grandes empresas como as antigas Páginas Amarelas, filiais de multinacionais e editoras aderiram ao sistema que é sinônimo de sucesso até hoje.

Em minha experiência na gestão de clínicas de estética, já montamos estruturas que variaram de dois até sessenta profissionais de telemarketing.

Tudo depende da sua estrutura e onde você pretende chegar.

6.2 - COMO MONTAR UM TELEMARKETING

É de suma importância uma estrutura pequena ou grande, porém confortável, digo adequado e refrigerado.

A principal ferramenta são linhas telefônicas e, é claro, em quantidade suficiente.

Sem dúvida, é muito desagradável quando a empresa não se estrutura adequadamente e com linhas insuficientes, obrigando um profissional esperar o outro acabar de ligar para começar a sua ligação. Nesse caso há um grande prejuízo na relação de negócios realizados em relação ao tempo de expediente da empresa, que envolve pagamento dos funcionários, aluguel, compra de insumos e outros.

Não tenha medo de investir, consulte os melhores planos junto às operadoras, para ligações via celular e linha fixa.

O uso de *headphone* acoplado ao aparelho ajuda o profissional a realizar maior número de ligações, sem dúvidas agiliza bastante.

O local confortável junto a ferramentas adequadas possibilitará o melhor desenvolvimento profissional, que resultará em números satisfatórios.

Bom seria se a empresa tivesse condições de disponibilizar um computador para cada tele, pois o acesso à internet também é uma das grandes ferramentas para captação de clientes, sistema que deve ser projetado e planejado com muito carinho, envolvendo especificamente os profissionais do teleatendimento.

Caso sua empresa seja de pequeno porte, e não seja possível um computador para cada tele, seria bom pelo menos um para o supervisor. Sendo assim, o supervisor envolvido com sua equipe fará o projeto necessário.

Quanto ao nível de profissionais relacionados para este serviço, é necessário que na contratação já fique bem claro que só interessa profissionais que estejam dispostos a bater metas e que sejam ambiciosos, ou seja, que queiram ganhar muito mais que o salário mínimo fixo.

Procure contratar pessoas dentro do perfil, os melhores geralmente são aqueles que ambicionam ganhos maiores, é fácil de detectar nos primeiros dias aqueles que realmente se encaixarão neste perfil. Os bons ganhos por meio de comissões e premiações são os maiores motivadores, mesmo profissionais sem experiência tornam-se experientes rapidamente, se as propostas financeiras forem atrativas. Por outro lado, deve-se lembrar de que todo profissional treinado e bem-assessorado pelo seu supervisor costuma dar bons resultados.

6.3 - A ESCOLHA DO PÚBLICO E O SCRIPT, USADO PELO TELEMARKETING.

É de suma importância que o empreendedor tenha definido o tipo de público que pretende alcançar. Vou citar um público com o qual já trabalhei e obtive resultados significativos, porém fica ao seu critério trabalhar com outros públicos, pois este ramo nos permite o luxo de escolher vários perfis de clientes.

Trabalhei bastante com profissionais de salão de beleza, tanto cabeleireiros, como manicures.

Defini um dia da semana, como o dia do profissional de beleza, geralmente a folga destes profissionais é a segunda-feira.

Com dois bons profissionais de tele, conseguimos convidar para avaliação cerca de vinte a trinta clientes para avaliação de procedimentos cirúrgicos ou estéticos.

Veja o SCRIPT usado pelo tele:

"– Bom dia, sou a consultora fulana de tal, trabalho para clínica tal, e estou te ligando para fazer um convite especial. Toda segunda-feira organizamos em nossa clínica um evento denominado, "O DIA DO PROFISSIONAL DE BELEZA." Oferecemos um (café, ou um chá, ou um coquetel), oferecemos também, uma avaliação gratuita para o procedimento do seu interesse, é claro que normalmente as avaliações têm um preço de X, porém para você, profissional de beleza, este dia é especial, inclusive caso haja interesse em algum procedimento posteriormente, você receberá desconto especial. Inclusive pode trazer uma amiga; quem sabe a manicure do seu salão." Termine agendando e agradecendo. (passando a impressão de como a presença da convidada é importante).

É claro que posteriormente deve-se fazer a confirmação, em regra um dia antes, como toda clínica faz, para que seja feita a logística do evento.

Embora varie um pouco o número de presentes em relação ao de convidados, é bom estar pronto para tudo, mas podemos contar com 50% de presença, confesso que já conseguimos até 80% de presença, mas isso dependerá da habilidade e do poder de convencimento do telemarketing.

Para encontrar os salões de beleza e desenvolver este trabalho você precisará da ferramenta que citei anteriormente, computador com internet.

As listas você achará em vários sites, eu usei bastante o WWW.GUIAMAIS.COM.BR, que me dava telefone e endereço de centenas de estabelecimentos divididos por bairros e cidades, se necessário.

Porém você pode escolher outras fontes de consultas de seu conhecimento, a internet nos proporciona isso nos dias de hoje.

6.4 - O ACOMPANHAMENTO DE CLIENTES

O Acompanhamento de Clientes Realizado pelo Telemarketing Aumentará Expressivamente as Perspectivas de Retorno.

Sem dúvida existe uma estimativa muito boa de retorno de clientes que para aqueles que parecem já ser perdidos, quando existe um sistema de retorno e acompanhamento dele.

O fato de o cliente ter ido até a clínica pela primeira vez, mesmo não tendo fechado nenhum pacote, não quer dizer que ele é totalmente desinteressado. Quando se faz o retorno após este período, geralmente o cliente tem uma justificativa por não ter fechado nenhum pacote, porém o retorno da empresa dá ao cliente um novo ânimo, sem dúvida. Quem não gosta de ser lembrado?

O motivo pelo qual o cliente não fechou o pacote na primeira avaliação, seja procedimento estético ou cirúrgico, dificilmente é exposto com sinceridade ao profissional médico, porém o comercial tem capacidade e talento suficiente para detectar o motivo e orientar o cliente a retornar à clínica.

A nossa experiência de retorno de clientes por meio deste trabalho sistemático já aumentou o lucro dos cofres da empresa em uma variável de 20%, chegando até 40%.

Lembre-se sempre, a primeira justificativa do cliente nunca será a mais sincera, ligue para ele oferecendo ajuda e comece a conhecer melhor o seu cliente. "O seu cliente é o seu maior patrimônio."

6.5 - QUER UM DEPARTAMENTO COMERCIAL EFICIENTE? INVISTA EM COMISSÕES E PREMIAÇÕES

Em uma pesquisa direcionada a profissionais de áreas diversas foi constatado que a maioria dos profissionais é muito motivada e realizada quando alcança êxito em tarefas e desafios pré-estabelecidos pela empresa onde trabalha ou até mesmo pelos próprios.

A mesma pesquisa constou que no caso do profissional de vendas, é fato isolado que a satisfação total deste profissional só acontece por meio de números, ou seja, remuneração, dinheiro para ser mais claro.

Quando um vendedor alcança suas metas e é pago corretamente pela empresa a sua tendência é vender ainda mais a partir daquele momento, do contrário também é verdade, mal remunerado o mesmo deixa de produzir automaticamente, quando com problemas financeiros, imediatamente.

Faça escala de comissões e premiações crescentes, como também premiações diárias, semanais e mensais.

Desta forma o seu profissional de vendas ficará focado constantemente, ele dormirá projetando e planejando meios para alcançar suas metas. A atitude do gestor comercial definirá a sua equipe o perfil, por isso o empreendedor também deverá selecionar bem o seu gestor, gerente comercial ou supervisor. E é claro que ele também deverá ser bem-remunerado com comissões e com prêmios.

* * *

Tabela de previsão estatística para resultados do telemarketing

Meta estabelecida para um profissional do tele, levando em consideração que os agendamentos e avaliações sejam feitos todos os dias úteis da semana.

META DIÁRIA	
AGENDAMENTOS	COMPARECIMENTO
ADESÃO IMEDIATA 30%	
12 CLIENTES	6 A 7 CLIENTES
3 A 4 CLIENTES	

META SEMANAL	
AGENDAMENTOS	COMPARECIMENTO
ADESÃO IMEDIATA 30%	
82 CLIENTES	40 CLIENTES
15 CLIENTES	

META MENSAL	
AGENDAMENTOS	COMPARECIMENTO
ADESÃO IMEDIATA 30%	
328 CLIENTES	164 CLIENTES
54 CLIENTES	

É importante que o empreendedor entenda que qualquer estatística a ser copiada, para alcançar resultados similares, deve-se aplicar os métodos de forma sistemática, além de contar com bons profissionais em todo processo.

Algumas empresas colocam o profissional para fazer telemarketing depois para atender como consultor, funciona em partes, porém os resultados podem ser melhores, se feito de forma diferente. Particularmente prefiro fazer diferente, pois, se o telemarketing focar na sua área e o consultor só no atendimento e alguns retornos dentro da sua alçada, sem dúvida o trabalho bem-focado sempre produz retorno satisfatório.

O tele se esforçará para trazer o maior número de clientes e o consultor de vendas manterá seu foco em fazer o melhor atendimento e o melhor fechamento de contrato.

Acredito que, se o empreendedor ainda em fase de experimento conseguir atingir ao menos a metade dos resultados constantes nas tabelas expostas, terá condições de montar uma equipe comercial ainda maior.

Eu sugiro aos empreendedores mais ousados, iniciar sua equipe com três profissionais de tele, dois consultores de vendas e um gestor comercial, em nível de gerente ou supervisor de vendas.

Tenha sempre os números expostos, se possível na sala do telemarketing, todos precisam ver os resultados diários, semanais, e mensais, sejam negativos ou positivos, e sempre confrontar a todos com os números expostos, claro que em busca de melhora.

Lembrando o item anterior, os 70% de clientes que não aderem ao pacote de estética imediatamente devem ser procurados pelo tele e pelo consultor, um trabalho feito em conjunto e em concordância com os dois setores separados, porém unificados com o mesmo objetivo: resultados.

7. A IMPORTÂNCIA DOS CONSULTORES, O MESMO DEVE AGIR COMO CENTROAVANTE

7.1 - RESPONSABILIDADES DO CONSULTOR

Gosto muito do ditado popular "Uma andorinha só não faz verão", porém o consultor é como centroavante, pois o trabalho de toda equipe, digo, médicos recepcionistas, telemarketing, e outros será concluído pelos consultores ou consultoras de vendas. Todo trabalho da equipe é como time de futebol, começando pelo goleiro, os zagueiros o meio de campo que lança para o centroavante aguardando a finalização, e o consultor de vendas, sem dúvida tem grande responsabilidade em fazer o gol.

O profissional de vendas nesta área deve ser um vendedor camuflado, não pode passar muito a ideia de vendedor para o cliente embora seja, deve passar mais a ideia de um facilitador, ou orientador, pois assim os clientes acabam criando um vínculo de amizade e confiança com ele.

Neste ramo, geralmente os consultores são na grande maioria mulheres, embora o número de homens seja pequeno, alguns têm muito talento atuando como consultores ou telemarketings, pois a procura de homens pelo serviço de estética cresce a cada ano, por isso é recomendado que tenha presença de homens na equipe mesmo que em menor proporção, pois os homens se sentem mais à vontade de falar sobre estética masculina com outro homem, eles têm vergonha das mulheres quando se trata deste tema.

7.2 - CAPACITEM SUA EQUIPE COMERCIAL

O investimento em preparação profissional, tanto nos profissionais do tele, como nos consultores, garantirá à empresa que não se está perdendo clientes por falta de competência e treinamento. Inclusive indico o meu livro "vendedor ou balconista", que é um livro de leitura rápida, porém é muito rico em conteúdo prático, técnico, estratégico e ético.

Faça treinamentos mensais com sua equipe, é necessário que se faça reuniões diárias e semanais para ouvir os profissionais, se por acaso existem dificuldades que atrapalham o desenvolvimento do trabalho, é necessário que se resolva qualquer questão que atrapalha o bom desenvolvimento, não se pode perder tempo, nem dias e nem horas, o tempo é muito precioso. Alguns gestores permitem passar longos períodos de semanas e meses, suas equipes ficam estagnadas gerando grande prejuízo financeiro para os cofres da empresa. Gestor que não se envolve com a equipe diariamente, não serve para ser gestor, gestor é um líder que tem como principal missão ajudar os membros da equipe, que em consequência vão gerar resultados produtivos para empresa.

Alguns problemas podem estar relacionados às ferramentas ou a dificuldades de colocar em prática o sistema predeterminado. Os profissionais mais experientes, geralmente desenvolvem sua própria forma de venda.

Caso isso aconteça em sua equipe e o profissional de vendas alcance bons resultados, dê liberdade ao mesmo, pois o vendedor talentoso, como fiz o comparativo anteriormente, além de ser um centroavante, algumas vezes está acima da média de outros, e consegue criar formas que sem dúvida conseguem driblar qualquer zagueiro e chegar ao gol com êxito.

Em minha experiência como vendedor, sempre fiz o diagnóstico do produto e da importância do mesmo para o cliente, logo após criava minha própria estratégia, isso sempre me levou a ser o primeiro no ranking das empresas por onde passei.

Assista a vídeos com sua equipe comercial, digo vídeos motivacionais e de técnicas de vendas, faça isso pelo menos a cada 15 dias. Invista no seu comercial, pois o retorno é muito satisfatório.

7.3 - A ESTÉTICA DOS CONSULTORES INFLUENCIA POSITIVAMENTE NO FLUXO DE CLIENTES

Os consultores venderão a imagem da clínica, o que você acha quando vai a uma cabeleireira e percebe que ela não cuida do cabelo?

Já ouvi mulheres comentando: "Se ela não sabe cuidar do próprio cabelo, como vai cuidar do meu?", sem dúvida, em uma empresa de estética, os consultores precisam andar bem-trajados e, se possível, dentro de um padrão razoável no que diz respeito ao cuidado com o corpo.

As pessoas gostam de andar próximo de pessoas bonitas, isso as inspira a investir mais na própria estética. Se o empreendedor tiver sorte e contratar consultoras que já foram submetidas a procedimentos estéticos cirúrgicos, será de grande ajuda para seu departamento comercial, pois geralmente estas pessoas têm muitos argumentos, como também o testemunho real de sua experiência, alguns médicos inclusive submetem algumas funcionárias já mais antiga e de sua confiança a procedimentos cirúrgicos gratuitamente, e elas tornam-se suas modelos. Os clientes adoram conversar com essas pessoas, pois elas passam grande credibilidade, principalmente em relação à qualificação do profissional de estética ou ao médico, em caso de cirurgia plástica.

Conheci uma consultora campeã de vendas na empresa onde eu fui gestor comercial, ela havia se submetido a uma cirurgia de aumento de mama e para todas as clientes que chegavam para avaliação de cirurgia plástica, a mesma mostrava a sua prótese, com isso todas as clientes aderiam ao contrato de procedimento cirúrgico. Como diz o antigo ditado, "a primeira impressão é a que fica".

8. COMO CAPTAR CLIENTES PARA CIRURGIAS ESTÉTICAS

8.1 - TODA AÇÃO GERA UMA REAÇÃO

Em nossa experiência comercial, assistimos ao espanto de profissionais médicos quando atendiam um fluxo de clientes muito grande, diferente do que estavam acostumados.

As perguntas eram frequentes: "Como vocês conseguem gerar um fluxo de clientes tão grande? Pois em meu consultório particular o movimento de clientes é muito pequeno, além de que concluir o fechamento de contrato também se torna outro sacrifício."

A resposta baseia-se em princípios básicos da física, para toda ação existe uma reação, e fica então a pergunta em forma de resposta, qual a sua ação como empreendedor para que tenha no mínimo a reação de um bom fluxo de clientes?

Existem formas diversas para captação de clientes para realização de cirurgia plástica, porém deve-se lembrar que também existe um investimento.

É princípio básico que toda empresa tenha um recurso destinado à publicidade, mas infelizmente a classe médica investe muito pouco nisso.

É bom saber que se pode investir em vários tipos de mídia sem agredir os padrões de ética segundo a visão do Conselho Federal de Medicina, embora tenha visto centenas de médicos que acreditam serem arcaicos tais princípios, levando em consideração a mudança de mercado, ou seja, a globalização. A globalização mudou o conceito de muitas entidades particulares e públicas em relação a muitos assuntos, inclusive a propagandas.

Porém, enquanto estas mudanças não acontecem na classe, podemos adequar tudo de forma inteligente, pois temos feito isso há anos com excelentes resultados.

8.2- FORMAS DE MÍDIA EFICIENTES

Quando eu era adolescente, certa vez fazendo limpeza em casa, ia jogando alguns livros velhos no lixo, e o meu pai me interrompeu e explicou-me que não existe livro velho ou ruim, e que é possível tirar algum conteúdo bom de qualquer livro.

Nunca me esqueci da lição de meu pai, e com o passar dos anos, entendi o mesmo sobre mídias. De todas as propagandas que já fiz, alguns resultados foram imediatos e outros pareciam mais fracos e demoravam um pouco mais para alcançar o resultado esperado, porém todos me ajudaram de alguma forma.

O meu conceito é que o empreendedor deve se organizar financeiramente e usar todas as formas de mídia possíveis.

Não existe mídia ruim, existe mídia malfeita, já vi empresários investindo fortunas em TV aberta, não obtendo os resultados esperados, enquanto eu conseguia gastar menos que a metade do valor que eles gastavam e obter resultados excelentes.

Nos meus investimentos em TV aberta, sempre consegui um retorno dez vezes maior que o valor investido. Os meus resultados neste sistema aconteciam a curto, médio e longo prazos.

Cheguei a atender clientes que diziam ter guardado o nome da clínica e o telefone após um ano. Aconselho o empreendedor a investir em mídia sistematicamente, pode ser mês sim, mês não a princípio, caso não haja recursos financeiros.

Veja algumas mídias:

- TV aberta, se possível dois canais diferentes, em horários de programas onde o público seja feminino.

- Jornal de maior tiragem de sua cidade.

- Google e redes sociais.

- Sites gratuitos, são centenas.

- Revista de grande rotatividade em sua cidade

- Revista e jornal de bairro ou da região, porém procure o melhor. Antes de fechar negócios com qualquer jornal ou revista, avalie a tiragem, ou seja, quantidade de jornais e revistas publicados, e faça um comparativo de preços, procure bom preço conjugado a grande tiragem destas publicações. Não feche imediatamente, faça contrapropostas e espere o preço melhorar, infelizmente vou revelar o segredo destes veículos de mídia, a grande maioria joga o maior preço no início, mas você deve aguardar um tempo até que no segundo contato se obtenha um melhor preço.

Outdoor é uma excelente mídia e com custo razoável, é uma pena que na grande capital paulista proibiu-se a veiculação desta forma de mídia tão eficiente.

Sempre obtive muitos resultados com este veículo, no entanto existem segredos, é necessário avaliar o local onde será exposto.

Geralmente o melhor local é por onde passa muita gente, e no caso dos veículos que passam, deve-se avaliar se de seu interior, em movimento, é possível ler a propaganda.

Com o tempo, a experiência adquirida com resultados anteriores definirá os melhores locais, com base nos resultados obtidos.

9. COMO CAPTAR CLIENTES COM CONSULTORES EXTERNOS

9.1- FAÇA DO SEU CLIENTE UM CONSULTOR

Passaram-se os anos, e ainda permanece a frase verídica, “a melhor propaganda é a boca a boca”.

Desculpem a minha ousadia em tentar acrescentar algo a esta máxima, porém eu experimentei e obtive resultados extraordinários ao acrescentar o meu conceito:

"A melhor propaganda é a boca a boca, REMUNERADA".

Ofereça às clientes que já criaram um vínculo de amizade com a clínica, vantagens para indicar novos clientes.

Geralmente uma cliente satisfeita já divulga a sua satisfação para outras mulheres, imagine então se esta cliente receber alguma coisa em troca para divulgar a sua comprovada satisfação com procedimento que já realizou.

A sua cliente será sua divulgadora sem vínculo empregatício, no entanto, lembre-se do princípio importante: remunerar bem os colaboradores. Ofereça boas comissões, pois você deve avaliar que não é uma mídia com custo alto, e você só terá algum gasto depois que o retorno vier. Toda vez que essa divulgadora trouxer uma indicação e após a conclusão do procedimento, receber uma comissão generosa, logo se motivará a trazer outra.

Este sistema pode ser usado tanto para procedimentos de plástica como para pacotes de estética, e a remuneração também pode ser feita por meio de tratamentos de estética na própria divulgadora. Enfim, existem muitas formas de remuneração, vai de acordar entre os interessados o que for melhor para ambos.

9.2- PARCERIAS INTELIGENTES FUNCIONAM

Há muitos anos ouve-se falar sobre parcerias, eu mesmo já recebi muitas propostas, quando gestor de clínicas de estética, porém confesso que na maioria das vezes eram parcerias sem fundamento, que só beneficiavam um lado, não era bom para ambos.

Antes de fazer uma parceria é necessário avaliar se ela realmente é vantajosa para todos os envolvidos. Vou dar um exemplo a seguir, porém cada empreendedor deve ter liberdade e criatividade para criar seus próprios métodos, de acordo com o público pretendido.

9.3 - PARCERIAS COM LOJAS DE PERFUME

Formate um Convite VIP, é claro que confeccionado por um profissional de Web Designer, em papel cartão, tamanho mínimo ¼ de ofício, ou seja, A4 colorido com impressão a laser ou em gráfica, caso seja quantidade a partir de mil unidades.

A loja deverá estipular um valor razoável de consumo. Feito isso, o cliente ganhará o convite com direito a uma sessão de qualquer tratamento escolhido, no qual se deve indicar alguns de menor custo para clínica. Veja bem, este cliente foi considerado um cliente com bom potencial de compras, por isso ganhou o convite VIP, portanto a estratégia de receptividade deste cliente deverá ser a melhor, pois se trata de um cliente de grande potencial.

Se o empreendedor trabalhar com seriedade, remunerando bem os seus cooperadores externos, obterá resultados surpreendentes e bem satisfatórios com um investimento bem menor em relação às mídias tradicionais.

9.4 - SALÕES DE BELEZA, CABELEIREIROS SÃO OS MELHORES PARCEIROS

Quero citar novamente que as cabeleireiras donas de salão são as melhores parceiras para este tipo de negócio. Formate um projeto que realmente mexa com essas profissionais, elas encaminharão muitos clientes para sua clínica.

Trate-as como rainhas, bem remuneradas, ofereça tratamentos gratuitos, faça também um coquetel mensal com todas elas, oferecendo palestras de interesse comum às mulheres, envolva-as de todo jeito e sem dúvidas a sua empresa fechará muitos negócios com auxílio delas.

Procure pagar as comissões sempre no ato do fechamento dos procedimentos de plástica ou estética, pois as comissões em dia funcionam como a água que rega as plantas sistematicamente e as faz florescer, da mesma forma as comissões em dia deixará as cooperadoras tão confiantes e satisfeitas que darão frutos constantes, como profissionais dedicadas e leais ao empreendedor.

9.5 - TABELA DE PREVISÃO ESTATÍSTICA PARA CAPTAÇÃO, AOS CONSULTORES EXTERNOS ATRAVÉS DE CONVITES VIPS

Objetivei trabalhar no mínimo com o número de 20 consultores ativos, é claro que o empreendedor, após determinado tempo de atividade, alcançará números superiores, porém vamos simular 20 consultores externos ativos, podendo os mesmos ser as proprietárias de salão de beleza ou outro tipo de comércio da sua escolha.

SIMULAÇÃO QUINZENAL OU MENSAL COM 20 CONSULTORES EXTERNOS POR MEIO DE CONVITES VIPS

FLUXO QUINZENAL	FLUXO MENSAL

ADESÃO IMEDIATA 30%

40 CLIENTES	80 CLIENTES

TOTAL: 24 CLIENTES

Após resultado imediato, deve-se retornar aos 70% que não aderiram, com certeza se obtivermos mais 20% no trabalho de acompanhamento de clientes feito pelo tele e consultores de vendas, os resultados serão magníficos, levando em consideração que a despesa com mídia só acontece quando existe o resultado. É importante lembrar que é uma publicidade espontânea sem vínculo empregatício. A despesa com convites VIPS vai variar em torno de meio salário-mínimo dependendo de como quantas cores forem confeccionados, e a gráfica que será contratada, lembrando que o papel indicado é o papel cartão.

No mercado dos nossos dias, no qual a concorrência aumenta espantosamente, existem alguns diferenciais que dependem de cada empreendedor junto com a sua equipe, e a gestão de pessoas ainda é um grande segredo para o desenvolvimento do negócio tanto internamente, como externamente com equipes e clientes. Será sempre necessário cativar as consultoras externas e remunerá-las bem e com pontualidade. Toda vez que o comercial produzir resultados ou lucros, o empreendedor deverá separar uma parte destes lucros para novamente investir nos departamentos interno e externo; quem investe constantemente tem um retorno constante.

A maioria dos empresários que não conseguem manter o bom fluxo de clientes em sua empresa são empresários que não têm planejamento de marketing, porém a grande dificuldade é a falta de coragem de investir.

Para você, empresário que tem medo, quero deixar um recado: "o mercado não tem lugar para amadores".

10. COMO CAPTAR CADASTROS DE CLIENTES ESPECÍFICOS PARA O SEGMENTO DE ESTÉTICA

10.1- CAPTAÇÃO DE CADASTROS EM ACADEMIAS

Vender procedimento estético para clientes frequentadores de academia, pode-se dizer que é mamão com açúcar, pois grande parte deste público se preocupa excessivamente com a aparência. Com o cadastro destas pessoas nas mãos, o empreendedor deverá fazer um SCRIPT para o pessoal do telemarketing desenvolver o trabalho da forma mais eficaz possível.

A captação será feita mediante negociação com o proprietário ou gerente da academia. A clínica oferecerá o sorteio de uma cirurgia plástica ou alguns pacotes de procedimentos estéticos, de acordo com o potencial da academia vale apena oferecer os dois. Os cadastros serão colocados dentro de urnas providenciadas pela clínica. É necessário que alguns funcionários da clínica, os melhores do departamento comercial, se envolvam com esse trabalho, persuadindo o maior número de pessoas a preencher um cupom para posterior sorteio, pois o êxito deste trabalho está na quantidade de cadastros que serão recolhidos. No cupom, além dos dados pessoais para o sorteio, deve-se constar a pergunta para o concorrente, qual a sua cirurgia plástica de interesse e qual o pacote de estética também, pois isso facilitará quando o tele desenvolver o trabalho de relacionamento.

Em uma academia de grande porte com 3.000 alunos, é importante que os responsáveis da campanha, estipule uma meta mínima de 1.000 cupons recolhidos, para isso tem que haver um controle constante durante o recolhimento dos cadastros. Este projeto é muito sério e rentável, por isso se deve investir não somente nas urnas, mas em banners também motivando a campanha. Ela deve durar no mínimo quinze dias para que consiga alcançar o número Máximo de pessoas, levando em consideração que muitos frequentam apenas duas vezes na semana e, algumas vezes, ainda faltam em uma determinada semana.

Se no final desta campanha, o resultado dos cadastros gerar 10% de retorno de clientes, já houve lucro, tendo em vista mais uma vez que os gastos são mínimos. No entanto, gostaria de informar que a campanha, ao mesmo tempo faz também `a clínica conhecida, e a longo prazo um grande número de clientes procura a clínica, por esse motivo também caso a clínica tenha panfletos é bom que se use neste momento. Como disse em item anterior, não existe mídia ruim, da mesma forma este tipo de captação pode ser feito em outros tipos de comércios, já fiz até em farmácias de manipulação de grande movimento, e pode ser feito em perfumarias, farmácias comuns, lojas de roupa, o importante é que tenha um bom fluxo de clientes.

11. FAÇA DO SEU CLIENTE UM HÓSPEDE

11.1 - QUEM É BEM TRATADO SEMPRE VOLTA AO LOCAL

Certa vez, quando era representante na área médica, aguardava na recepção de um consultório na zona sul do Rio de Janeiro, e fiquei muito impactado quando surgiu um garçom bem-trajado e me ofereceu suco, refrigerante ou misto quente, e o melhor, sem custo algum.

O consultório era bem grande e os clientes estavam sentados em móveis bem confortáveis, uns lendo revistas e outros assistindo a TV.

Boa parte delas tomava suco natural e beliscava canapés que o garçom servia constantemente em bandejas. Confesso que se eu pudesse voltaria àquele consultório todos os dias, imagine então o efeito que isso gerava sobre aqueles clientes.

11.2 - ECONOMIZAR NO NÍVEL DO SERVIÇO AOS CLIENTES NÃO É INTELIGENTE

Muitos empreendedores não investem o mínimo em seus clientes, realmente isso não é inteligente e nem visto com bons olhos.

No mundo de hoje, onde ocorrem tantas tragédias sociais e morais, a generosidade torna-se cada vez mais rara, por isso os empreendedores que deixam de ser meramente capitalistas e agem generosamente com seus clientes se tornam sem dúvida um grande diferencial no mercado. Realmente na linguagem comercial, entende-se que a concorrência de mercado é muito grande, mas o que diferencia uma empresa da outra é certamente, o padrão de atendimento. Porém algumas empresas privadas, além de cobrar caro, ainda acham que não precisam tratar bem os seus clientes, confesso que eu não me torno cliente de nenhuma empresa que não me considere; a liberdade nos dá poder para escolher as empresas que melhor nos beneficiam.

O atendimento com excelência ainda é um dos grandes responsáveis pelo desenvolvimento de empresas no mercado.

Quem não gosta de voltar sempre a um lugar no qual é bem-tratado? Onde a tão rara generosidade se torna um hábito é o melhor lugar para se frequentar. Já que lugares assim tornam-se cada vez mais raros, aproveite, empreendedor, e faça da sua empresa uma raridade.

11.3 - NÃO DEIXE SEU CLIENTE SE SENTIR COMO SE FOSSE SÓ MAIS UM NÚMERO

Já deixei de comprar produtos e, certa vez, até um veículo, pois o vendedor que me atendeu transformou a sua fisionomia ao perceber que eu ia efetuar a compra, parecia mais o lobo mau diante da vovozinha, ele arregalou os olhos abriu a boca deixando escorrer a baba, perdeu a concentração a tal ponto que não se importava mais em me passar as informações finais sobre o veículo, então eu o agradeci me retirei daquela loja para outra.

É muito triste quando a equipe comercial de uma empresa trata os clientes de maneira que pareça visivelmente estar interessada apenas no seu dinheiro, por mais que estejamos dentro de um comércio. Seja qual for o segmento, o respeito e a consideração pelo próximo ainda são muito esperados.

Sugiro que sua empresa tenha sempre o cadastro de todos os seus clientes e envie na data do aniversário dos mesmos um cartão desejando felicidades pela data especial, o mesmo pode ser feito em datas comemorativas, como Natal, Ano Novo, Páscoa e outras.

O empreendedor também pode selecionar alguns clientes e oferecer coquetéis, e, com muita sutileza, apresentar pacotes promocionais só para clientes considerados VIPS, que seriam eles no caso. O clima descontraído ajuda muito para o fechamento de novos negócios.

Enfim, faça tudo para seu cliente se sentir bem, faça dele mais que um cliente, torne-o um hóspede de sua empresa.

Os hóspedes quando bem-tratados, costumam voltar sempre à hospedaria.

11.4 - PROGRAMAÇÃO EM TV NA RECEPÇÃO PODE GERAR RESULTADOS POSITIVOS OU NEGATIVOS

As grandes lojas de departamento já usam métodos estudados e comprovados por especialistas em comportamento humano, sobre a influência de sons e imagens. Segundo estudiosos, algumas músicas motivam o comprador a reações compulsivas, pois elas ativam as emoções e motivam no momento da compra.

A programação da TV disponibilizada na maioria das recepções de empresas precisa ser selecionada. Já presenciei várias vezes o absurdo de programações que algumas clínicas colocam para distrair o cliente. O cliente saiu de casa e se dirigiu a um centro de estética com o objetivo de melhorar a sua autoestima, logo se depara com uma programação jornalística sensacionalista, enfatizando apenas desgraças na vida do ser humano. Se este cliente saiu de casa com o objetivo de melhorar a sua autoestima, ao se deparar com este tipo de programação na recepção da clínica, sem dúvida será envolvido por um sentimento negativo, depois disso a avaliação médica que deveria ser feita em clima de descontração já se torna comprometida e, junto com isso, o fechamento do contrato que deveria acontecer, também.

Afaste as más notícias do seu negócio, faça dele um paraíso para seu cliente, ele merece!

SEGUNDA PARTE

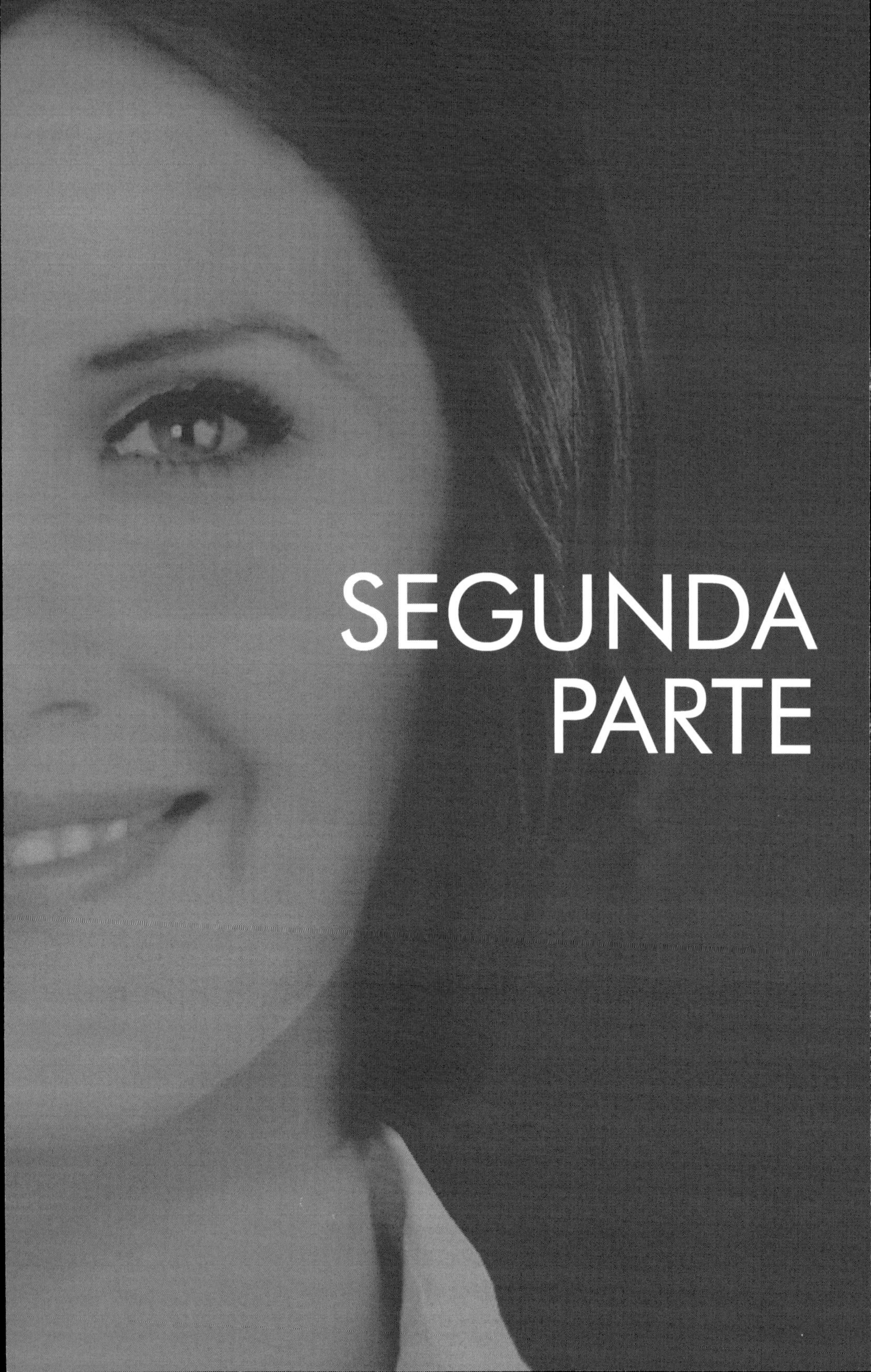

12. CUIDADOS COM SERVIÇOS TERCEIRIZADOS OU PARALELOS

12.1 - INDICAR PROFISSIONAIS DE OUTRAS EMPRESAS PODE COMPROMETER O SEU NEGÓCIO

Com frequência, empresas indicam outras empresas, até mesmo em forma de parcerias, no entanto já assisti a muitos inconvenientes nos quais a empresa indicada para prestar serviço, superfaturava valores, no entanto em nossa indicação acreditávamos que ela praticava preços de mercado. Isso ocorreu com uma farmácia de manipulação, ela acreditava que os clientes que indicávamos pagariam praticamente o valor dobrado em relação ao mercado e não reclamariam. Da mesma forma pode ser prejudicial a indicação para tratamentos pós-cirúrgicos, serviços de drenagem ou enfermagem. Ocorreram casos de profissionais inexperientes usarem produtos errados no pós-cirúrgico, como também tratarem da recuperação de forma inadequada. Contudo o resultado da cirurgia estética comprometida no pós-cirúrgico, levou o cliente a transferir a responsabilidade ao médico, não ao profissional terceirizado.

12.2 - CUIDADO COM SERVIÇOS COBRADOS DENTRO DE SUA EMPRESA, ELES PODEM AFASTAR SEUS CLIENTES

Como comentamos no capítulo anterior, existem os empreendedores generosos, mas também existem aqueles que são meramente capitalistas. Geralmente este tipo de pessoas tem a tendência de afastar tanto as pessoas em seu convívio pessoal, como clientes em seu negócio.

Assisti ao caso de um empreendedor que tirou o café oferecido aos clientes gratuitamente e substituiu por uma máquina que oferecia café pago por um valor três vezes maior que o da padaria vizinha.

As reclamações foram diversas como eu previ e avisei anteriormente quando me apresentaram a ideia.

Não importa se o seu cliente tem potencial financeiro ou não, é apenas questão de consideração. As pessoas se sentiram ofendidas, pois com os valores que gastavam na clínica, mereciam suco de laranja e café da melhor qualidade. Houve grande reclamação e críticas ao diretor médico, que era proprietário da clínica e realizava cirurgias estéticas. Não faça isso com seu cliente, ele vai te achar pouco profissional e muito capitalista, com certeza procurará outra empresa que o trate melhor.

Outras empresas cobram até ligações de emergência, casos em que o cliente precisa justificar o atraso do comparecimento a outro compromisso, existem tabelas pré-estipuladas de preços para ligações.

Infelizmente já conheci um empreendedor que queria cortar a água pretendendo vender água mineral dentro da clínica. Particularmente, não trabalho, nem faço consultoria para empreendedores que adotam este tipo de sistema. Gosto muito do ditado popular "Olho grande, não entra na China", sem dúvida não entra em lugar algum!

Tratar o cliente bem, lhe concedendo alguns benefícios que transmitam o quanto ele é importante para empresa, não só como cliente, mas como pessoa, sem dúvida será sempre lembrado por ele. Ele se lembrará da empresa como "aquela" que o valoriza e, sem dúvida, uma pequena promoção que a concorrente lançar não será o suficiente para que ele abandone quem o trata com excelência.

Dar conforto ao cliente não é gasto, e sim investimento com o retorno garantido, o cliente é o seu maior patrimônio.

13. A QUALIFICAÇÃO E ATUALIZAÇÃO PARA PROFISSIONAIS DE ESTÉTICA AJUDAM NO BOM FLUXO DE CLIENTES

13.1 - A FALTA E VARIEDADE E TRATAMENTOS AFASTA CLIENTE

A diversificação de tratamentos surge a cada ano, novas técnicas, produtos e equipamentos. Hoje em dia, o cliente está cada vez mais bem informado, muitos tratamentos que nem chegaram ao país já são procurados por clientes bem-informados. Não ter conhecimento ou não ter como oferecer uma variedade de tratamentos para o cliente, tem sido a causa de baixo movimento comercial em algumas clínicas.

A concorrência sempre existirá e os mais preparados saem na frente. Fiquei assustado ao contratar uma fisioterapeuta formada há cinco anos, segundo ela, já especializada em estética, já tinha sua clínica e queria prestar serviço para nossa empresa. Quando lhe perguntei quais tratamentos fazia, ela respondeu que apenas dois, limpeza de pele e drenagem. Confesso que até hoje fico impactado com a falta de interesse desta profissional em se atualizar. Profissionais assim nunca crescem.

13.2 - PROFISSIONAIS DE ESTÉTICA ATUALIZADOS CONSEGUEM RETER UM GRANDE NÚMERO DE CLIENTES

O motivo pelo qual o profissional de estética atualizado retém muitos clientes é que ele tem a oportunidade de terminar um tratamento e já oferecer outro, e assim por diante. A variedade de tratamentos dá ao profissional atualizado a oportunidade de se familiarizar com o cliente que acaba se afeiçoando ao mesmo. Sem dúvida a capacitação dos profissionais é uma das colunas importantes e até mesmo indispensáveis para o sucesso da empresa, com certeza o mercado não tem lugar para amadores.

13.3 - A VANTAGEM DOS TRATAMENTOS COM PACOTES FECHADOS

Deve-se sempre oferecer preços diferenciados entre procedimentos unitários e em pacotes, essa diferença sempre motivará o cliente a fazer o pacote fechado. Em primeiro lugar, o tratamento fechado mostrará um resultado muito superior, pois com tratamento unitário muitos desistem pelo meio do caminho e ainda dizem que o resultado não foi bom, mesmo não tendo terminado a quantidade de sessões necessárias.

O cliente não interromperá o tratamento por motivo qualquer, principalmente pelo fato de já ter efetuado o pagamento do pacote completo antes de iniciar o tratamento.

Sem dúvida o sucesso não acontece por acaso, é necessário atualização e competência. Outra forma muito boa de reter o cliente é passar filmes de procedimentos enquanto ele se submete ao tratamento, estes filmes motivarão o cliente a iniciar o próximo na finalização do atual. Enfim, acredito que para o profissional competente, atualizado e criativo, jamais faltará clientes, mas faltará horários para atendimento na agenda; ela estará sempre lotada.

* * *

14. COMO CAPTAR CLIENTES PARA CIRURGIAS ESTÉTICAS NO EXTERIOR

O Brasil é um país muito respeitado no exterior no que diz respeito à plástica. Ivo Pitangui, cirurgião plástico renomado internacionalmente, foi responsável pela consagração do nosso país nesta área. Embora ele tenha sido precursor importante e indispensável para tal feito, não podemos deixar de salientar que também temos muitos outros grandes profissionais. Por outro lado, a mulher brasileira, muito admirada por sua beleza natural, tem sido alvo de atenções e inveja por ser tão bela. Estes fatores, sem dúvida cooperam demasiadamente para o aumento do interesse de muitos estrangeiros se dirigirem ao Brasil, acreditando na fama de nossos cirurgiões que, para muitos com mentes mais criativas, seriam capazes de criar essas lindas mulheres.

Poucos são os profissionais que fazem um trabalho intencional para captar clientes no exterior, talvez por desconhecerem os primeiros passos desse processo, no entanto acreditamos que é um mercado a ser explorado. Portanto é bom lembrar que para qualquer reação é necessário que ocorra primeiro uma ação, caso o profissional queira entrar no mercado internacional, além de se ter disposição e coragem para fazer alguns investimentos.

14.1 - CAPTAÇÃO DE CLIENTES NO EXTERIOR VIA WEB

Sem dúvida a internet é uma das principais ferramentas de acesso com alcance nacional e internacional para qualquer tipo de negócio, e quando se trata de cirurgias estéticas, como já comentamos anteriormente, estrangeiros estão à procura de clínicas e médicos brasileiros, por causa da tradição e boa fama que conquistamos há alguns anos.

O primeiro e grande investimento é a criação de um site para ser acessado pelo país estrangeiro de sua escolha. Para isso é necessário que se contrate um profissional experiente da área - cuidado com a contratação de amadores, tenho falado sobre o amadorismo e não canso de falar que trabalho contratado com amadores é sempre prejuízo. Um profissional com qualificação suficiente construirá um site com padrão internacional, e é claro que o idioma também, pois submeter um estrangeiro à obrigação de traduzir informações em português não é recomendado. O profissional de web designer também otimizará o site com palavras-chave que, junto ao Google e à sigla correspondente do país pretendido, facilitarão a captação de clientes. Veja empresa séria que ajudará na criação de site e otimização do mesmo para captação de clientes no exterior: www.marcomancen.com

14.2 - AS AGÊNCIAS DE TURISMO TAMBÉM PODEM SER PARCEIRAS PARA CAPTAÇÃO DE CLIENTES NO EXTERIOR

Existem muitas agências oferecendo pacotes turísticos a estrangeiros, essa conexão tem sido muito forte para agências que alcançaram êxito neste tipo de trabalho. Para estas agências, oferecer um pacote de cirurgia plástica conjugada a um maravilhoso tempo de férias torna-se vantajoso para o agenciador, que tem mais um veículo de serviço a oferecer; é claro, mediante a um bom comissionamento oferecido pelo médico, que por consequência ganha um grande parceiro, ao passo que, o cliente ganhará uma dobradinha vantajosa, como diz o ditado popular: unirá o útil ao agradável. Quanto aos ganhos da agência, é necessário que sejam os melhores possíveis, pois para alguns agenciadores o único e maior interesse será o financeiro, caso não haja uma boa proposta financeira, dificilmente agenciadores aderirão ao projeto.

Pode-se e deve-se oferecer à agência parceira, um espaço para bandeira da empresa no site da clínica médica, que por consequência também oferecerá a opção aos clientes que gostariam de primeiro conhecer o Brasil, e em um segundo momento pensar em se submeter ao procedimento cirúrgico.

A intenção da maioria dos clientes estrangeiros que buscam o Brasil não se resume apenas à boa fama do mesmo em cirurgias estéticas, nem à referência das lindas mulheres brasileiras, mas aos valores cobrados que para a maioria dos brasileiros, é um valor muito alto, mas que para os estrangeiros ainda é um valor bem razoável.

Por isso, é necessário que se estude e formate uma tabela de valores por procedimentos. Alguns médicos fazem parceria com hospedarias e já fazem o valor fechado com hospedagem, alguns chegam a conciliar a cirurgia com um momento de descontração, no qual o cliente aproveitará para fazer um rápido turismo no Brasil.

Tudo isso deve ser bem pensado e ofertado assim que o estrangeiro entrar em contato, pois a simpatia brasileira também é muito elogiada no exterior, e o bom uso dela ajudará no fechamento de bons negócios.

E é claro que antes de tudo isso acontecer, é necessário que se contrate alguém que fale o idioma do país em que se pretende realizar a captação, lembrando que as respostas às mensagens deixadas via site deverão ser imediatas, pois se sabe que no mundo dos negócios a agilidade é muito valorizada, do contrário também pode ocorrer prejuízos, afetando negativamente a credibilidade da empresa por morosidade na comunicação.

14.3 - PARCERIA COM REDE DE HOTÉIS PARA CAPTAÇÃO DE CLIENTES ESTRANGEIROS

Um dos lugares onde se tem grande facilidade em contatar estrangeiros é nas redes de hotéis de luxo no Brasil, é claro que a facilidade de contato é privilégio dos funcionários. Talvez seja um pouco mais difícil fazer negócios deste nível com donos de hotéis, os quais, na maioria das vezes, não querem se envolver com serviços que no entendimento dos mesmos possam lhe causar algum tipo de transtorno, no entanto não custa fazer uma parceria oferecendo também uma propaganda gratuita da bandeira do hotel no seu site, o qual deverá ser apresentado ao proprietário do hotel como um site internacional que dará a ele também, maiores possibilidades de hóspedes estrangeiros, por mais que o empresário já esteja em um patamar de sucesso. Na atual economia do Brasil, ninguém está rejeitando possibilidades de novos clientes.

Caso não se obtenha sucesso na negociação com o proprietário, a sua outra opção são os funcionários que, bem-remunerados pela clínica médica na indicação de clientes estrangeiros, terão sempre um cartão na língua pretendida, com os serviços e os contatos do médico e do site em seu bolso.

Uma boa comissão oferecida a estes funcionários com certeza será muito bem-vinda. Outros divulgadores úteis serão os taxistas que já fazem parceria com esses hotéis... Fechar negócio com eles deixando-os bem munidos com os cartões da clínica é mais uma ferramenta de negócios.

O seu êxito neste empreendimento poderá ter sucesso dependendo da habilidade do gestor comercial da empresa em se comunicar e passar credibilidade tanto da responsabilidade médica, como também na fidelidade em cumprir os acordos comerciais. Algumas parcerias não dão certo logo no início pela falta de repasse das comissões pretendidas, logo o parceiro desiste da mesma, que só dá trabalho, nunca lucros. A partir do primeiro repasse de comissão, o parceiro fica ainda mais motivado a continuar a parceria e se empenha muito mais que antes. Com isso todos ganham.

15. FRANQUIAS, CRESCIMENTO DENTRO DO MERCADO NACIONAL

Franquias aumentaram 127% nos últimos 10 anos no Brasil

São milhares de Franquias no Brasil e faturam R$ 1 bilhão por dia. Em 2014, abriram duas franquias a cada hora.

Uma pesquisa mostra que houve um aumento de 127% nos últimos dez anos. Hoje as franquias são mais de 220 mil no Brasil.

Só no ano passado foram abertas 17,413 mil unidades, que geraram mais de 155 mil empregos. Em 10 anos, as franquias abertas no país saltaram de 97 mil para mais de 220 mil.

Existem franquias para todo tipo de negócios e gostos, cada empresário se adapta a um segmento, sem dúvida escolher uma franquia em um segmento no qual existe a identificação é a melhor coisa a fazer. Embora grande parte dos empresários de sucesso sejam mais racionais que emocionais, acredita-se que fazer o que gosta, ainda é um grande segredo para o sucesso. Existem não somente uma grande variedade de segmentos, mas também, são muito variáveis os valores de franquias, que se tornam acessíveis a empresários de pequeno porte também. É questão de pesquisar, se identificar com o segmento e com as regras da franqueadora, depois de fazer um planejamento, arregaçar as mangas e trabalhar bastante. O Brasil vem crescendo muito neste mercado e já é o terceiro no ranking mundial, ficando atrás apenas da China e Estados Unidos, segundo o autor da pesquisa, Marcus Rizzo.

Estima-se que a receita das 220 mil franquias que operam no Brasil hoje responda aproximadamente por R$ 1 bilhão ao dia. Entraram 168 novas marcas em 2014, empresários que decidiram entrar no mercado como franqueadores. Segundo a pesquisa, foi um diferencial de 6,20% em relação ao ano de 2013. Embora o mercado pareça ser muito bom é necessário que se tenha muito critério ao aderir, existem estatísticas que mostram um número razoável de fechamento de franquias, ou seja, cerca de 6.550 franquias fecharam no ano anterior.

Como todo negócio, franquia também exige a dedicação do proprietário. Aos que aderem às franquias achando um negócio muito bonito, sistematizado e fácil de ganhar dinheiro, esquecendo-se dos princípios de que no começo tudo é difícil, sem dúvida se decepcionam. Como todo negócio, precisa haver muito esforço.

É interessante que os novatos no mercado entendam que franquia não é uma fórmula inovadora para ganhar dinheiro fácil. É verdade que franquias como McDonald´s dificilmente se vê fechando, porém não é tão simples como parece administrar uma franquia como essa. Na verdade, para o novato que não busca consultoria antes de aderir a qualquer tipo de franquia, o risco é tão comum quanto abrir qualquer outro tipo de comércio no mercado tradicional. Para quem entra no escuro neste tipo de negócio, talvez fosse melhor entrar no mercado tradicional, digamos que seria menos ruim, embora acredite que para o novato que não busca suporte profissional qualquer mercado seja muito difícil.

16. A SUA EMPRESA COM UMA GESTÃO EFICIENTE PODERÁ TORNAR A SUA MARCA UMA FRANQUEADORA

Tem sido comum empresas de sucesso no mercado serem procuradas por observadores que buscam boas referências para se filiarem, por este motivo alguns empresários que não tinham pretensão de serem franqueadores, voluntariamente o fizeram, tornando-se as melhores franquias, nas quais se estruturaram na melhor base de mercado, o antigo boca a boca, que pela excelência no serviço e na qualidade de produtos, se destacam de forma natural sem pretensão prévia. Por outro lado, outros formatam seu projeto priorizando se tornar franqueadores, no entanto em ambos os casos é necessário:

Planejamento estratégico, análises de mercado e avaliações competitivas, que sao requisitos básicos antes de se implantar uma franchising.

Viabilização

O crescimento por meio de *franchising* tem se mostrado uma estratégia viável para muitos empresas, mas os casos de sucesso relatam um trabalho minucioso de planejamento, de avaliação do próprio negócio e do modelo que se pretende franquear, antes da implementação de qualquer plano de expansão.

É fundamental que a empresa conheça o mercado no qual já atua e identifique aqueles em que pretende atuar, suas vantagens competitivas, chances de crescimento e riscos a serem minimizados, antes de escolher qual será o melhor canal de distribuição para seus produtos e serviços.

Após a análise e estabelecimento de estratégias para o próprio negócio, a empresa precisará estudar a viabilidade do modelo de negócio que pretende franquear. Por esta razão, toda formatação de franquia se inicia com a Análise de franqueabilidade do negócio, seguida da elaboração de um Plano de Negócios para a unidade franqueada, verificando, assim, se o modelo se sustenta.

Definir e compartilhar a missão, visão e valores da empresa é fundamental para a compreensão e manutenção do modelo.

O sistema de franchising requer uma visão de longo prazo, com monitoramento e inovação constantes para adequação da sua estratégia aos desafios do mercado.

Marketing

O primeiro cliente a ser conquistado por uma franquia é o seu franqueado. Será ele, uma vez convencido do valor da marca, quem irá primeiramente divulgá-la nos mercados em que for atuar.

O Plano de Marketing elaborado pela franquia contará, e muito, com o engajamento do franqueado para que as ações planejadas alcancem o resultado esperado. Muitos são os relatos de franqueadores que desenvolveram campanhas inteiras acreditando estarem fazendo o melhor pela rede, mas que não conseguiram motivar seus franqueados a colocá-las em prática por falta de comunicação dos objetivos a que o plano se propunha. Os melhores planos são aqueles que conjugam a visão do franqueador com a experiência de ponta, exercida pelo franqueado.

De fato, agradar a todos é tarefa praticamente impossível, mas uma vez que os planos de marketing utilizarão os recursos provenientes do fundo de propaganda, para o qual todo franqueado contribui com parte do seu faturamento, é razoável compreender que ele queira participar com opiniões sobre as ações que serão propostas.

Para tornar a gestão de marketing mais efetiva, a rede deve contar com a motivação de seus franqueados, e para ampliar o alcance das ações de marketing da franquia, a solução que se apresenta é a criação de um conselho, no qual haja a participação de representantes dos franqueados, mesmo que ele seja consultivo e não deliberativo.

O sistema operacional da rede

O sistema operacional da franquia envolve a definição de todos os processos de compra e venda de insumos, produtos, serviços e equipamentos, e de acordo com cada modelo de negócio, envolve a definição das relações entre franqueadores, franqueados, fornecedores e clientes da rede.

Um sistema operacional sólido é aquele que permite a satisfação do cliente e a rentabilização para franqueadores e franqueados, daí a importância de se definir como ocorrerão essas relações e quais serviços serão oferecidos. Será fundamental, por exemplo, que o franqueador decida se será fornecedor dos produtos, se haverá uma central de compras ou fornecedores homologados que serão contatados diretamente pelo franqueado. Além disso, é importante que o franqueado saiba onde, como e quanto comprar, e de que forma esses produtos serão distribuídos e entregues aos clientes.

Ter um sistema operacional bem-definido ajuda tanto o franqueador quanto o franqueado na gestão dos negócios. Por essa razão, os franqueadores incluem diversos serviços em seus sistemas, que se iniciam em análise e escolha do ponto, abertura da empresa, treinamento pré-operacional, assistência para a inauguração da unidade, suporte em gestão e todo o apoio que lhe será dado durante a vigência do contrato.

Quanto mais experiência adquirir, mais o franqueador aprimorará seu sistema operacional, incluindo novos serviços e treinamentos que auxiliarão na gestão das franquias e, ao mesmo tempo, na supervisão para a manutenção dos padrões por ele definidos.

Unidades próprias e unidades franqueadas

A existência de unidades próprias em uma franquia se justifica para que, por meio delas, o franqueador tenha condições de avaliar a operação e os resultados que podem ser obtidos com o modelo e para que possa utilizá-la como teste para as inovações que serão posteriormente disponibilizadas para todos os franqueados. Mantendo uma operação própria, o franqueador saberá avaliar como o mercado reage às estratégias estabelecidas pela franquia, conhecerá a demanda por seus produtos e serviços e a rentabilidade alcançada. Elas podem ser abertas para desenvolver novos mercados sem que o franqueador recorra a franqueados para isso. Essa tem sido uma estratégia adotada por várias franquias ao iniciar seu processo de internacionalização.

Muito diferente desse posicionamento é aquele em que unidades próprias concorrem diretamente com unidades franqueadas, disputando o mesmo mercado ou oferecendo produtos e serviços que os franqueados estão impossibilitados de oferecer.

Unidades próprias não devem existir para canibalizar o sistema. Para que a coexistência de unidades próprias e franqueadas não se caracterize como uma concorrência desleal, é imperioso manter a política de preços, de promoções e de marketing para toda a rede.

O conflito no relacionamento entre franqueadores e franqueados tem sido avaliado como o principal problema para a gestão de franquias. Mesmo que não possam ser todos eliminados, esse, ao menos, pode ser evitado.

Logística de distribuição

A logística de distribuição é um dos fatores críticos de sucesso de uma franquia por impactar no preço final dos produtos e na confiabilidade quanto ao suprimento dos estoques das unidades franqueadas.

Um grande desafio para o franqueador é estabelecer um sistema de logística de distribuição de produtos para a rede que tenha um nível ótimo de eficiência e eficácia, uma vez que os custos logísticos podem tanto estimular quanto inviabilizar a operação da franquia.

Na prática, o nível de serviço logístico variará de uma franquia para a outra, mas o principal objetivo sempre será a satisfação do cliente. Para alguns, o diferencial estará no prazo de entrega, para outras será a disponibilidade de estoque. Em ambos os casos, o nível será medido da recepção do pedido até a entrega do produto ao cliente, não esquecendo que exigências legais ou necessidade de atendimento ao cliente podem exigir um serviço de apoio posterior à venda ou de logística reversa.

Muitas vezes, a opção pela distribuição dos produtos se deve à manutenção do segredo do negócio ou do padrão de qualidade exigido na elaboração dos produtos, mas as condições estabelecidas pela franquia para a distribuição precisarão levar em conta a viabilidade do negócio para o franqueado.

Posicionamento da marca

No sistema de franquias, uma empresa terá o direito de utilizar a marca de outra, de comercializar seus produtos e serviços e gerar no consumidor a expectativa de ver o mesmo modelo de negócio nos diversos locais onde ele se deparar com aquela marca. Mas quando pensamos nas redes de franquias espalhadas por todo o território nacional e até mesmo no exterior, logo percebemos que a tarefa de manutenção do posicionamento da marca não será fácil.

Mesmo que pensemos numa expansão para apenas alguns estados, as diferenças socioculturais e de mercado exigirão um grande esforço do franqueador para que a identidade da marca não se perca.

Na gestão da rede deverá ser considerado até que ponto poderão ser feitas adequações ao modelo sem que ele se descaracterize e como será feito o controle sobre o uso da marca para que ela continue sendo percebida como única, independentemente do local onde suas unidades estejam instaladas e de ações pontuais de marketing criadas para atender a necessidades específicas de alguns mercados.

Torna-se fundamental o planejamento estratégico de marketing e de comunicação integrada em toda a rede para que a marca não sofra agressões a ponto de prejudicar sua imagem. Isso não implica em desconsiderar as observações feitas pelos franqueados, nem ignorar as diferenças dos mercados locais, mas exige o estabelecimento de uma comunicação padronizada para toda a rede, com valores, missão e visão comuns a todos.

Estrutura interna para gestão da rede

Inicialmente, enquanto houver um número reduzido de franqueados, a estrutura interna da franqueadora preparada para atender à rede será pequena, bastando ser composta por profissionais com perfil multidisciplinar, que conheçam a operação e que sejam capacitados para atuar dentro do sistema de *franchising*.

Mas desde o primeiro momento, a gestão de uma rede de franquias tem necessidades distintas da operação própria do franqueador e sua estrutura interna precisará ter algumas áreas fundamentais para atendimento aos franqueados, como: operações, marketing e vendas e administrativo/financeira.

Mesmo havendo a contratação de consultoria especializada para a formatação da franquia, caberá ao franqueador e à sua equipe todo o trabalho de gestão da rede, incluindo as captação e seleção de franqueados.

O sistema de franquias envolve a oferta de muitos serviços ao franqueado, presenciais ou à distância. Não basta conhecer a operação do negócio. O suporte à rede inclui atividades que a operação própria não exige, como os que envolvem o treinamento do franqueado e sua equipe, a implantação, monitoramento e suporte à unidade franqueada.

Algumas dessas funções poderão ser realizadas pelo franqueador e por funcionários que atuem na unidade própria da franquia, mas a estrutura interna deverá aumentar de acordo com o crescimento da rede e a necessidade de manutenção da qualidade no atendimento aos franqueados e clientes.

Gestão de pessoas

Onde há pessoas existe a chance de conflitos. Parece uma frase simplesmente pessimista, mas o objetivo é ressaltar a importância que deve ser dada à gestão de pessoas nas redes de franquias.

Os conflitos podem até ser encarados como fatores que estimulam as mudanças, mas devem ser administrados para que a crítica não se torne um empecilho à gestão e à motivação dos franqueados. Parte-se do princípio de que todo problema requer uma solução.

O franqueador precisará exercer sua liderança e se envolver diretamente no relacionamento com seus franqueados. Ele é o modelo de sucesso no qual os franqueados desejam se espelhar.

Com o crescimento no número de unidades, sua presença será mais pontual e haverá a participação mais intensa dos consultores de campo, mas suas diretrizes precisarão continuar a ser sentidas pelos integrantes do canal.

Se, inicialmente, pertencer a uma rede é fator determinante para a compra da franquia, com o passar do tempo, seguir os padrões e determinações da franquia pode ser motivo de insatisfação do franqueado por ele se considerar apto a resolver sozinho todas as questões e impedido de promover as mudanças que deseja.

Cabe ao franqueador saber ouvir e manter uma boa comunicação com todos os franqueados, sendo proativo e se antecipando à solução dos problemas apontados pelos consultores de campo e pelos próprios franqueados.

17. CONSTRUA O PERFIL DA SUA EQUIPE DE VENDAS

Aos vendedores internos e externos, supervisores e gerentes de vendas, proprietários de empresas, que também precisam ser vendedores de coração, caso pretendam sobreviver no mercado, fica a pergunta: você é vendedor ou balconista? Existe grande diferença de perfil entre um e outro.

O balconista fica atrás do balcão esperando o cliente entrar em seu estabelecimento para comprar o seu produto quando bem-entender.

O vendedor habilidoso não conta com a sorte como o balconista, pelo contrário, promove a venda fora o acaso, buscando meios internos e externos.

O balconista geralmente se comporta como o gato, fica ao redor de quem lhe parece ser interessante, geralmente procura os melhores perfis de clientes, segundo seu próprio julgamento, quando o cliente parece ter potencial, investe o seu tempo, quando não, trata o cliente com desânimo e até com desprezo.

O vendedor de verdade se comporta como o cachorro quando o seu dono se aproxima, mostra muita empolgação e alegria, assim o vendedor se comporta com todos os seus clientes, não julga a nenhum, independente da aparência ou perfil.

Eu me divirto muito com isso, sempre vi meus amigos escolhendo os melhores perfis, do contrário eu sempre atendi os perfis que eles não queriam atender e surpreendentemente os meus resultados sempre foram superiores ao deles.

Vendedor de verdade não escolhe cliente, não tem medo de cliente com cara feia, nem dispensa clientes que pareçam ser simplórios, e sim atende a todos com qualidade, sempre obtendo sucesso. Estes princípios são importantes para todos os segmentos, porém no ramo de estética deve-se observar com muito zelo, pois são clientes sensíveis e muito observadores.

17.1 - SUA EQUIPE É PROFISSIONAL OU ESTÁ FAZENDO BICO?

É uma boa pergunta para autoanálise, em relação à sua vida comercial, qual sua convicção a respeito da função que você e sua equipe exercem?

Segundo psicólogos, todos são vendedores de alguma maneira, e naquilo que diz respeito à autoimagem, todos tentam vendê-la, e algumas imagens vendidas têm muito a ver com a personalidade do próprio, através de roupa, adereços, forma de andar e falar. Porém, na maioria das vezes, vende-se uma imagem, que não tem nada a ver com a real personalidade.

É essa teoria, que segundo psicólogos, torna todos os homens potenciais vendedores.

Entende-se então que o aperfeiçoamento como vendedor vai da vontade de cada um. Homens de sucesso famosos, que começaram como vendedores, depois de muitos anos, já grandes empresários, não admitem perder o título de vendedor acumulado ao de empresário. Batem no peito com muito orgulho declarando que ainda são vendedores. Isso se chama honrar e reconhecer a profissão que o levou ao sucesso.

O vendedor balconista sem atitude, na maioria das vezes desiste da profissão logo de início porque considera a mesma como um bico, até aparecer outra coisa que geralmente também não é sua profissão.

Quem não tem orgulho de ser vendedor nunca terá sucesso como empreendedor. O espírito de vendedor deve ser gigante no coração de qualquer empreendedor ou profissional de vendas que deseja sucesso.

Caso não se considere bom vendedor, saiba que este espírito só precisa ser exercitado diariamente nesta atividade, isso fará com que o gigante adormecido acorde dentro de você. Basta querer!

17.2 - PRINCÍPIOS BÁSICOS PARA O VENDEDOR DE SUCESSO

O que parece ser óbvio, na maioria das vezes, não fazemos, na verdade, o óbvio só é óbvio para o esclarecido, para quem não é esclarecido, o óbvio é estranho, por isso não custa repetir para os desavisados.

Hoje entendo que o simples ou básico são importantes, se quisermos alcançar o sofisticado, a exemplo disso os princípios básicos para o vendedor de sucesso precisam ser vivenciados dia a dia. Vejamos então:

a) acreditar no produto;

b) criar técnicas ou formas de venda; e.

c) vender com emoção e verdade.

Dentro destas bases, podemos desenvolver primeiro a nossa pessoa como bom profissional, trabalhando dentro do padrão de ética, sempre respeitando o cliente e honrando a instituição à qual representamos.

Veja bem, pois o próprio vendedor é um comprador, no qual em algum momento comprou uma ideia e acreditou, para depois vender, não é verdade?

Depois disso, ele deveria estudar e conhecer melhor o produto para negociar com consistência e segurança.

Com o passar dos dias, o profissional começará a criar técnicas ou formas especialmente elaboradas para desenvolver o seu trabalho com êxito.

Por fim, tudo isso deverá ser feito com muita emoção, pois toda verdade sem emoção torna-se nada.

É algo contínuo, se você acredita no produto, conhece o produto e desenvolveu técnicas para falar do mesmo, com certeza, ao falar com o cliente, falará mostrando empolgação e emoção.

Certa vez enquanto eu vendia produtos farmacêuticos para uma drogaria, após obter sucesso na divulgação concluindo a venda, o comprador afirmou me afirmou:

– Esta empresa é sua, você é o proprietário! E eu lhe perguntei: "Como sabia?" sendo surpreendido com a resposta: "É que a emoção com que você fala do produto certamente não é de um vendedor comum." Realmente não me identificava aos clientes como proprietários, tratava-se do Laboratório Naturix, no Rio de Janeiro, na década de 1990.

A sua emoção juntamente com as demais ferramentas persuadirá qualquer comprador a fechar negócio com você.

17.3 - SONHAR É PRECISO

O sonho pode ser o grande motivador capaz de levar o homem a grandes realizações.

Para que o sonho passe de abstrato para concreto é necessário que haja foco no mesmo. Alguns homens de sucesso foram chamados loucos, porque expunham sonhos que, para sua época, pareciam absurdos, digo homens como Santos Dumont, pioneiro da aviação, Thomas Edson, inventor da lâmpada, que viveu nos Estados Unidos, entre os anos de 1847 e de 1931. Mas suas invenções não ficaram apenas na lâmpada incandescente, ele também inventou a caneta de tatuagem, embalagem a vácuo, rodas de borracha e até mesmo câmeras de vídeo. Quando o homem realiza um sonho, logo começa a sonhar novamente com outro projeto, isso faz parte da natureza do sonhador.

Em particular obtive boas experiências com sonhos, as quais até hoje uso para automotivação, para alcançar novos objetivos. O sonho nunca pode acabar, alguém diz que o homem morre quando deixa de sonhar, e concordo com isso, pois pessoas sem sonhos são sempre negativas e sem graça, não têm vontade de viver... Para elas a vida é sempre em preto e branco, sem cores que promovem alegria de viver.

O sonho é um combustível capaz de aquecer o coração do homem, mesmo quando em maus tempos o nevoeiro tenta congelar todos os sentidos humanos, o fogo derrete o gelo e mantém o coração e todo corpo quente.

Quando eu era criança, tinha o costume de ler embalagens de todos os produtos que chegavam às minhas mãos, e achava muito interessante todos aqueles dados, receitas, local de fabricação, validade e outros. Perdi as contas de quantas embalagens li durante minha infância, com isso comecei a sonhar em um dia fabricar um produto.

Anos depois abri um pequeno laboratório de produtos naturais com fórmulas e marca próprias, e até hoje os produtos desta marca são vendidos no Rio de Janeiro — agora com novos donos, os mesmos para os quais vendi na época —, tornou-se marca consolidada no mercado do Rio de Janeiro, Laboratório Naturix.

Antes dos meus empreendimentos, o meu primeiro sonho profissional aconteceu quando fui ao Rio de Janeiro, ainda pré-adolescente e conheci a Marinha do Brasil. A partir dali sonhei e falei para todos que seria um militar de carreira da Marinha. Aos dezessete anos ingressei na Escola da Marinha e me tornei um militar de carreira.

Após a minha primeira experiência alcançada por meio da realização de um sonho, comecei a acreditar que valia a pena correr atrás de todos os sonhos.

Após cinco anos como militar de carreira, percebi que não era bem aquilo que queria, foi quando me desliguei da carreira militar, podendo agora sonhar com outros negócios, pois sabia que poderia alcançar todos os meus sonhos.

O homem sonha de tempos em tempos, toda vez que realiza um, logo vem outro.

O sonho é como uma pequena semente que regamos constantemente, ela germina, cresce aos poucos e depois de crescer começa a frutificar.

Para obtermos os frutos ou a realização do nosso sonho precisamos regar esta pequena semente com esperança, fé e persistência.

17.4 - VENDA EM 1 MINUTO

Sem dúvida este tema parece ser utopia, "venda em 1 minuto" é impossível, ninguém é capaz de realizar um feito como esse... mas eu gosto do ditado muito correto, embora seja genérico, encaixa-se muito bem no tema sugerido, "O QUE COMEÇA CERTO, ACABA CERTO" ou o comparativo disso que diz, "O QUE COMEÇA ERRADO, NAO TEM COMO ACABAR CERTO".

Baseado nisso, acredito que o vendedor pode exercitar a incrível capacidade de percepção a respeito da personalidade do seu cliente, ou até mesmo sobre o estado de espírito que ele se encontra naquele momento.

Desta forma, o vendedor conseguirá, no primeiro contato com o cliente, ganhar as suas confiança e simpatia.

Um ditado muito antigo e popular diz que a primeira impressão é que fica. Após rápida percepção a respeito do seu cliente, o vendedor dirigirá palavras que serão apropriadas, logo no primeiro minuto.

Um ditado antigo também diz que vendedor é chato, mas você vendedor e negociador pode quebrar este paradigma no primeiro minuto.

Vivemos tempos em que o materialismo, consumismo, stress, tornam as pessoas cada vez mais egoístas e, para muitos, o vendedor é este tipo de gente, egoísta e interesseiro também.

Tire essa impressão no primeiro minuto e continue sua conversa mantendo o bom nível até o fim.

Independente da sua crença ou fé, acredito que todo ser humano possa desenvolver a sua incrível capacidade de percepção sobre o estado de espírito de outro, logo no primeiro contato.

Eu particularmente desenvolvo isso há alguns anos e já tive muitas experiências positivas.

Se o vendedor não desenvolver essa capacidade, na maioria das vezes, as suas palavras não serão apropriadas, pois virão na contramão da necessidade do cliente, por este motivo muitos clientes saem murmurando, "que vendedor chato!" Com razão reclama o cliente, a falta de conhecimento e prática do vendedor em conhecer e lidar com o ser humano acaba causando uma relação que poderia ser chamada de *boa relação comercial*, em repúdio a esta profissão tão maravilhosa em minha opinião. A segunda profissão de todo vendedor deveria ser psicólogo, talvez assim o mesmo alcançasse um entendimento muito mais elevado sobre sua profissão.

Certa vez fiz um atendimento a uma jovem senhora que parecia estar bastante perturbada, cabisbaixa, eu a cumprimentei e a fiz sentar imediatamente, e a minha reação inicial ao perceber o seu estado de espírito foi perguntar se ela estava se sentindo bem, e logo ela respondeu-me com outra pergunta: Por quê, parece que eu não estou bem? Respondi que sim. Após minha resposta a mesma começou a chorar ininterruptamente, quando então começou a me contar que havia perdido um filho recentemente e estava passando por momentos difíceis em sua vida, ao ponto de ter pensado no suicídio. Tentei acalmá-la com um copo de água e dei-lhe conselhos tentando motivá-la a viver.

Logo após este momento, que demorou cerca de 30 minutos, ela enxugou as lágrimas e me agradeceu pelas palavras dizendo que estava se sentindo melhor, me explicou estar sem condições de fazer gastos, mas tinha uma pequena economia que investiria no meu produto, mas que faria isso porque admirava o fato de, em vez de eu empurrar a venda logo de início, mostrar sincera preocupação em ajudá-la. Ela completou dizendo que nos dias de hoje as pessoas querem lucro a qualquer preço, sem se preocuparem com a atual situação uns dos outros.

Bem, concluindo percebi que já investi mais de 30 minutos na negociação com clientes para os quais não consegui vender no final, neste caso tentei ajudar a cliente e tive êxito na venda do meu produto. É nítido que nessa ocasião, consegui perceber o estado de espírito da cliente no primeiro minuto; isto é venda em 1 minuto.

17.5 - VENDA DE IMPACTO OU EMOÇÃO

Gosto muito do termo "venda é emoção" e concordo com isso, porém, precisa ser bem-feita... Outros também dizem que a venda tem que ser de impacto, sem chance de o cliente respirar ou falar "não", ou até mesmo empurrar pela goela do cliente.

Como vimos no item "venda em 1 minuto", a condução do cliente a confiar no vendedor é muito importante, isso pode ser um grande coadjuvante para concretização de uma venda perfeita, de impacto ou na emoção, no entanto não é tudo.

Todas essas formas precisam estar aliadas a outros tópicos indispensáveis tais como:

Verdade, qualidade do produto e importância dele. Quando a venda não é bem-feita com todos estes tópicos acontece a chamada devolução ou cancelamento de contrato. Infelizmente isso acontece muito.

Seja verdadeiro, o vendedor mentiroso é a pior espécie de profissional, aumentar não é mentir, é o tal "enfeitar o pavão", todo bom vendedor é emocional, mas faça isso com verdade para sua venda ser consistente.

Explique bem sobre a qualidade do seu produto, faça o cliente declarar com a própria boca que precisa do produto, dê espaço para o cliente falar um pouco, não fale o tempo todo, o vendedor que fala muito em forma de monólogo, e não de diálogo, é o mais chato do mundo. Ninguém gosta de gente que fala e não deixa o outro falar, imagina então o que pensam sobre vendedor assim.

Quando o cliente fala sobre sua necessidade, ele está fazendo afirmativas e convencendo a si mesmo, ou seja, a autoafirmação responsabilizará o cliente ao realizar a compra, caso se arrependa depois, sentirá vergonha, pois se lembrará do que ele próprio afirmou.

Não esqueça, vendedor psicólogo: o psicólogo fala, mas também ouve, e muitas pessoas se sentem muito bem quando falam e percebem que são escutadas. Eu já tive excelentes experiências e com isso percebi que a pessoa queria desabafar e eu aceitei sua necessidade, surpreendendo-me ao final de alguns momentos como este, em que eu não agi simplesmente como vendedor nem falei nada. Depois te apenas ter ouvido o desabafo daquele ser humano, ele apenas perguntou o preço e logo assinou o cheque — isso é maravilhoso ao lembrar. Confesso que me emociono com a arte de conhecer o cliente.

Quando aprendermos a conhecer o cliente, as nossas vendas serão as mais surpreendentes possíveis, isso é sem dúvida espetacular.

Em algumas vezes eu vendi, mas em outras vezes não, o cliente comprou sozinho.

Veja a venda bem-conduzida:

1- Você conheceu o cliente, depois vendeu sua imagem como bom profissional e como boa pessoa logo no primeiro minuto.

2-Vendeu um produto de qualidade, o qual você e o cliente acreditaram ser o melhor e verificou a sua necessidade no momento.

3- O cliente comprou confiando no vendedor — e convencido a tal ponto —, do mesmo ter repetido mais de uma vez com suas próprias palavras a importância dele.

Muitos vendedores se acham o máximo quando vendem um produto em negociações rápidas, mas infelizmente negociações rápidas sem consistência resultam na maioria das vezes em cancelamento de contrato ou devolução do produto.

Faça sua venda com consistência e será reconhecido como um vendedor diferente, isso causará um efeito extraordinário, virão muitas indicações. Dizem que a melhor venda é a boca a boca, quando o cliente fica satisfeito com o produto, neste caso você vendedor também vira um produto.

O cliente satisfeito diz: "Olha, compra produto tal e procura o vendedor fulano, mas só compra se for com ele, porque ele é muito bom!"

Dentro dos padrões citados, sim, eu acredito na venda de impacto e na emoção.

17.6 - PROFISSIONAL DE ESTÉTICA, SEJA UM ESTRATEGISTA INCANSÁVEL

Não se conforme com a falta de vendas em seu negócio, você diretor comercial, gerente ou proprietário. Procure novos meios, se mexa faça alguma coisa diferente, mas não se acomode, um homem comercial não pode se esconder na sala dos fundos da empresa, atrás de uma mesa, isso é para covardes.

Procure as falhas na gestão do seu negócio, concerte o que está quebrado, mude de lugar o que está mal colocado. Se ninguém estiver te enxergando pendure uma melancia no pescoço, mas faça algo, não espere ser atropelado e destruído pela concorrência.

Eu fui vendedor de livros médicos e passei por uma situação muito difícil, o que eu estava ganhando com as baixas vendas não era o suficiente para o meu sustento, fiquei indignado comigo, pois precisava fazer alguma coisa, algo para mudar aquela situação.

Após pensar estrategicamente, tomei atitudes práticas, primeiro pensei: "Bom, vou investir mais na emoção do meu cliente e mexer um pouco no meu bolso. Terei de gastar o que não tenho, mas preciso fazê-lo, porque morrer já vou mesmo, então arriscarei." Gastei todo meu restinho de dinheiro na compra dos últimos lançamentos, deixei de trabalhar com listagens e catálogos para levar o livro em mãos, isso causava muita emoção nos médicos que pegavam e liam alguns tópicos importantes, assinando o cheque em poucos minutos. Também fiz uma grande quantidade de panfletos coloridos com a foto dos últimos lançamentos, com meus telefones celular e fixo, prometendo entrega em 24 horas daqueles temas existentes no panfleto. Precisei contratar uma pessoa para me ajudar a entregar e outra para atender ao telefone, e o resultado disso foi o aumento médio nas vendas de cinco vezes já no primeiro mês.

O medo de investir também atrapalha o homem de negócios. Meses depois, o fornecedor de livros me disse que eu já era o vendedor com maior volume de vendas do Estado.

Se você tiver que mudar as suas estratégias, mude incansavelmente, não se acomode com o fracasso. O fracasso será certo se você não tentar nada, caso você tente, o que pode acontecer é você alcançar o sucesso.

17.7 - INVISTA NA EQUIPE COMERCIAL, SE QUISER RESULTADOS EXPRESSIVOS

Este item é muito importante, pois muitos não entendem que as pessoas que escolhem ser vendedores, vocacionados ou não, o fazem porque encheram perspectivas de ganhos além do salário.

Os empreendedores que melhor investem na equipe de vendas são empreendedores que já foram vendedores, pois entendem a classe melhor que ninguém.

Alguns empreendedores inexperientes tentam podar os ganhos da equipe, pois alguns começam a pagar, mas com um tempo acham que os profissionais estão muito bem-remunerados e acham que se diminuir o ganho, a empresa vai lucrar mais. Sem dúvida esta filosofia revela a falta de experiência do empreendedor ou infelizmente a ganância que levará a sua empresa ao fracasso.

A primeira empresa em que trabalhei como representante comercial era uma empresa de publicações técnicas, que publicava em algumas revistas de especialidades científicas. Os representantes de todo país eram separados por regiões, os ganhos eram excelentes e as revistas vendiam muito, foram anos de prosperidade tanto para a empresa como para seus representantes.

O gerente comercial, irmão do proprietário tinha uma visão de que todos os vendedores tinham que ganhar muito bem, e realmente nenhum vendedor queria pedir as contas. Todos adquiriram carros novos e compraram suas casas.

Anos depois este gerente faleceu e o seu substituto quis mudar a filosofia de vendas, mesmo nunca havendo atuado como vendedor em toda vida. Uma de suas primeiras medidas foi a redução pela metade dos ganhos que vinham em forma de comissões aos profissionais de vendas, resultando em uma desmotivação em cadeia que levou um a uma a sair da empresa. Em dois anos todos os temas de revistas por especialidades, por falta de vendas, foram parando, até que se resumiu a uma só, e na verdade nunca mais eu ouvi falar nem desta última.

Tem um ditado popular muito conhecido, "olho grande não entra na China". O empreendedor olho grande, que não investe na sua equipe comercial pensando que está economizando, está fadado ao fracasso. Invista na sua equipe, fique feliz quando eles alcançarem a meta e prosperando conseguirem realizar seus sonhos, adquirindo os bens que desejavam. Isso é motivo de orgulho para qualquer empreendedor. Ver seus vendedores prosperando!

17.8 - SEJA UM ESTRATEGISTA INTELIGENTE, SURPREENDA-SE!

Há pouco tempo conheci a história de certo empresário e percebi que a inteligência nem sempre é sofisticada, na maioria das vezes é simples.

Ele iniciou a vida com simplicidade e com muito trabalho, foi vendedor de meias, perdeu o que havia conquistado e recomeçou do zero.

Teve a ousadia de trazer o telemarketing para o Brasil, também constituiu a primeira escola de Informática do país. Mas o que me chamou a atenção foi a sua forma de gestão, na qual todos os funcionários são premiados de diferentes maneiras, em reconhecimento do seu trabalho.

O investimento em pessoas, junto com o seu empreendedorismo, levou o seu negócio inicial a se tornar em uma grande empresa reconhecida e consolidada.

Percebi então, características importantes na vida deste homem de negócios, como capacidade de vendas, visão para o futuro, empreendedorismo e capacidade de conhecer e lidar com pessoas.

Assim devem agir os jovens vendedores e empreendedores... Uma simples estratégia de investimento em pessoas, acreditando primeiramente em si mesmo, conseguirá motivar a que outros te enxerguem como exemplo. A coragem de tentar o novo, sem receio, também renovará as formas ou maneiras de ganho. Podemos ser simples, mas sempre inteligentes, criativos e inovadores.

Isso o levou à construção de uma instituição sólida, a qual fica como exemplo para empreendedores iniciantes, e que também serve como inspiração; isso se chama legado.

17.9 - A IMAGEM DO PROFISSIONAL DE VENDAS

Nos dias de hoje, os publicitários declaram que imagem é tudo, e sem dúvida o vendedor precisa se cuidar.

A aparência e a higiene junto às características profissionais e éticas ajudam muito.

Na última empresa em que trabalhei fiquei constrangido quando fui usado como bom exemplo, pois sempre entendi a necessidade de uma aparência bem cuidada, pois a aparência relaxada não passa confiabilidade, confesso que na maioria das vezes me confundiam como proprietário das empresas em que trabalhava, por causa da forma como me vestia.

Sempre procurei andar com um bom sapato, uma linda camisa e calça, um blazer ou até mesmo bem formal com terno completo, e é claro, cabelo bem cortado, barba bem feita e perfume de boa qualidade. Aliás, cuidado com perfume muito forte, o cliente pode ser alérgico ou o cheiro forte poderá enjoá-lo.

O motivo maior do meu citado constrangimento foi que a diretora da empresa onde eu trabalhava me chamou para uma reunião com os demais vendedores, e sua atitude me surpreendeu. Ela colou-me à frente e disse para todos, vocês estão vendo o Sergio Souza, como se veste, eu quero que todos vocês se vistam como ele. Infelizmente em vez de ouvirem o bom conselho da diretora, me disseram que por minha culpa teriam que mudar a forma de se vestir. Usava-se camisas comuns de algodão as quais se usa para passeios informais, em alguns casos com camisa polo de baixa qualidade e bem surrada, sapatos velhos e mal engraxados, assim como barba por fazer.

Se estivessem no quartel, nas forças armadas, no mínimo seriam punidos com 1 semana de cadeia, parece engraçado, mas é realidade. É assim que funcionam não só os quartéis militares, mas todas as empresas sérias que prezam resguardar a sua boa imagem.

Infelizmente algumas pessoas nunca concordam com a necessidade de apresentar uma boa imagem, e preferem permanecer relaxados corroborando com o ditado, "QUEM NASCE PARA SER CHINELO NUNCA VAI SER SAPATO". Pessoas assim dificilmente terão sucesso.

Querido leitor, cuide de sua aparência, isso é importante para sua carreira, condicione a sua mente a isso, pois gosto muito da frase, "O HOMEM É AQUILO QUE PENSA SER", se você pensar que é um profissional de sucesso e se portar como tal, sem dúvida você será o melhor!

O cuidado com a estética e com a higiene leva a pessoa a se sentir bem, elevando a sua autoestima.

Com a autoestima elevada você desempenhará o seu trabalho com mais segurança e alcançará resultados extraordinários

17.10 - FOCO, MAIS UM SEGREDO PARA O SUCESSO

Existe uma grande confusão nas empresas, no mercado dos nossos dias, acredito que por causa da atual cultura desenvolvida na vida dos jovens de nossos tempos.

O comportamento daqueles que chamamos de profissionais se torna cada vez mais amador, gosto muito de uma frase muito usada pelo empresário Roberto Justus, "NO MERCADO NAO HÁ LUGAR PARA AMADORES", sem dúvida não há lugar, porém, é muito comum no ambiente de trabalho o comportamento irregular de indivíduos que se esquecem de que estão em uma empresa e se comportam como se tivessem em casa, outros pensam que estão na feira.

Comportam-se com falta de postura, sentam-se derramados como se tivesse no sofá de casa, brincam exageradamente o tempo todo, se ajuntam pelos cantos em grupos de 3 ou até de 4 para falar de assuntos paralelos que nada têm a ver com o trabalho, fazem o uso de telefones ligados em redes sociais quase que todo tempo, e outras coisas, as quais promovem falta de atenção e foco nas obrigações profissionais. Sim, são obrigações profissionais, porque cada um ganha para isso, favor é de graça, a atividade pela qual se recebe, torna-se obrigação.

Os profissionais sem foco não são bons profissionais, na verdade são uma vergonha para a sua classe e prejuízo para sua empresa.

O vendedor que tem foco é semelhante ao surfista que aguarda com atenção a melhor onda para alcançá-la com êxito. O foco e a paciência do surfista levam-no a alcançar ondas pequenas, médias e grandes, mas ao final do seu dia, mesmo cansado se sente realizado por ter pegado tantas ondas com sucesso

Assim é o vendedor focado, durante o dia ficará focado, concentrando-se bem em seu trabalho, olhando para o horizonte e ansioso por atender todos os seus clientes, sejam clientes pequenos médios ou grandes... No final do dia, terá completado a sua jornada cansado fisicamente, mas com muita prosperidade. Seja como o surfista; fique focado, para não perder nenhuma onda, pois estas ondas te levarão ao sucesso.

17.11 - HOMENS DE SUCESSO QUE INICIARAM COMO VENDEDORES

RALPH LAUREN - vendia gravatas na escola para amigos, inclusive sofreu bullying, nasceu no bairro barra pesada do Bronx, em Nova York, criou a camisa polo , tempos depois se tornou milionário.

O que vejo de característica essencial na vida deste homem foi a sua persistência no início da sua vida, quando sofreu bullying. Normalmente os jovens que passam por isso desistem rapidamente, já conheci alguns que tinham vergonha de ajudar os pais que eram feirantes ou camelôs, mas Ralph Lauren não deu ouvidos aos críticos, acreditou no seu objetivo e aos poucos foi crescendo até alcançar o sucesso. Para mim não existe vergonha para quem desenvolve qualquer trabalho para sustento da família e até projetando, a partir daquele tempo, um futuro promissor. Um ditado antigo diz que “VERGONHA É ROUBAR E NÃO PODER CARREGAR”, e o que o torna interessante é a sugestão do sujeito dos verbos não gostar de trabalhar e, além de roubar, ainda passar vergonha por não conseguir levar o seu roubo. Seja qual for o seu trabalho, ele nunca será vergonha, pelo contrário será motivo de muita honra, pois o trabalho dignifica o ser humano.

ELOY TUFF - foi vendedor de meias, ousou bastante ao trazer o telemarketing para o Brasil, criou a primeira escola de Informática para o país e, recentemente, a primeira escola da marca mais valiosa do mundo, cito a plataforma Apple.

Na vida de Elloy Tuff, o que mais me chama a atenção é a capacidade visionária que o levou a ser pioneiro, quando acreditando, investiu em áreas ainda desconhecidas pela maioria das pessoas e do mercado nacional.

O visionário nem sempre é apoiado quando compartilha ideias e projetos, na maioria das vezes é tido como louco e até discriminado. Porém, graças a estes loucos, a evolução e progresso chegaram ao nosso país como para outras regiões do planeta.

Se ser visionário é loucura, quero ser o maior dos loucos.

SILVIO SANTOS - camelô no Rio de Janeiro, vendia entre a Avenida Rio Branco e a Rua Sete de Setembro.

A grande marca de Silvio Santos sem dúvida é o carisma e o poder de comunicação, estas características o levaram a conquistar espaços, os quais soube aproveitar bem.

Foi radialista, apresentador de programa de auditório, adquiriu algumas empresas e hoje á conhecido principalmente como proprietário do SBT.

Eu acredito que se soubermos desenvolver a nossa profissão de vendedores usando as características de nos comunicarmos bem e de sermos carismáticos, conquistaremos muitos espaços no mercado, como disse em capítulo anterior; o vendedor chato é o pior, quem não gostaria de comprar um produto que o próprio Silvio Santos lhe vendesse? Confesso que eu gostaria.

SAMUEL KLEIN - vendia roupa de cama porta a porta, também começou do zero, logo inaugurou uma pequena loja chamada Casas Bahia, hoje renomada rede de lojas.

O que me chama atenção na vida deste homem, não é apenas o fato de ele ter iniciado como vendedor, mas a forma como conduziu este negócio, porque vender roupa de cama porta a porta requer muito esforço físico, imagine os dias de muito frio, dias de chuva e de calor intenso, você já vendeu produtos sob um calor de 40 graus? Eu já!

Confesso que não é fácil, precisa ser persistente e, em alguns ramos como aquele em que Samuel Klein começou, requer muito esforço físico. Algumas pessoas falam que não são burros de carga e rejeitam qualquer oportunidade, mesmo não tendo nada em mãos, acham humilhação qualquer serviço que requeira esforço físico. Mas se algumas vezes for necessário passar por isso, temos que fazê-lo acreditando em um futuro melhor. Quando eu e meus irmãos éramos adolescentes, o nosso pai dizia que se não estudássemos o nosso futuro seria puxar carroça, depois de um tempo entendi o que ele quis dizer: se não plantarmos enquanto temos forças, na velhice não suportaremos puxar uma pesada carroça.

A forca física com coragem e propósito poderão se tornar um grande instrumento para a construção de um grande futuro.

17.12 - NUNCA DESISTA DOS SEUS SONHOS

Diferente do que muitas pessoas pensam, homens de sucesso fracassaram muitas vezes antes da consolidação do sucesso, alguns começaram e logo perderam tudo, mas os fortes não desistem, caem se levantam, batem a poeira, erguem a cabeça e tentam novamente.

Não sei se existe um número máximo de tentativas ou fracassos para o homem. Eu já ouvi e vivi muitas histórias engraçadas depois que passa o momento vivido, é claro, porque na hora ninguém acha engraçado.

Mas acredito que o homem nunca deva desistir ou deixar de sonhar, acredito plenamente que todos morrem quando isto acontece.

Já passei por altos e baixos, fiz muitas coisas que sonhava fazer, mas ainda tenho muitos sonhos, estou na área comercial há mais de 20 anos, e os altos e baixos me levaram à maturidade e me deram condições e possibilidades profissionais muito superiores às de tempos passados, o que eu achava difícil para mim, hoje é fácil... Vejo algumas pessoas que em tudo enxergam dificuldades, confesso que quando me deparo com essas pessoas dou risada e penso: essa aí não sabe o que é dificuldade, mas ainda vai aprender.

Tenho orgulho de tudo que fiz, das dificuldades e facilidades, dos fracassos e vitórias, em tudo aprendi alguma coisa, guardei no meu reservatório de conhecimento para usar quando necessário.

Vou relatar nestas próximas linhas finais algumas experiências comerciais desde a minha inexperiente juventude e o farei em ordem cronológica, do passado para o presente próximo.

Vejamos então:

1 - Após pedir baixa do Ministério da Marinha, me tornei representante de uma revista de medicina.

2 - Investi na compra de três carrinhos de sorvete e contratei vendedores para vender o sorvete que eu mesmo fabricava.

3 - Montei uma fábrica de batatas tipo chips e palha.

4 - Me tornei representante de laboratório de medicamentos naturais.

5 - Criei uma marca de produtos naturais e a fiz conhecida, depois de um tempo a vendi para uma rede de farmácias, a marca é consolidada até hoje no Rio de Janeiro, trata-se do Laboratório Naturix.

6 - Montei um comércio de livros científicos.

7 - Me tornei consultor comercial na área de cirurgia plástica.

8 - Fui diretor comercial de uma grande empresa de plástica e estética.

9 - Comprei uma clínica de cirurgia plástica e estética.

10 - Fiz comerciais em redes de TV, para clínicas de estética variadas e para a minha própria clínica.

11 - Fui gerente comercial de uma renomada rede de lojas de móveis planejados de alto padrão.

E para concluir, nos últimos três anos me dediquei à consultoria empresarial na área comercial, treinando vendedores, fazendo palestras de empreendedorismo e motivação, além de começa a escrever o que seria o primeiro de mais de 20 temas de livros que pretendo lançar a fim de ajudar vendedores e empreendedores que desanimam pela falta de projetos e dificuldades de mercado, ajudando também àqueles que já têm sucesso, mas buscam mais experiência para si e para a equipe de trabalho.

Caro leitor, espero que este capítulo, que considero tão importante como os outros, faça você e sua equipe crescer no espírito de vendedor, como grandes empresários que têm orgulho e batem no peito declarando que são vendedores eternos. Que você se torne um gigante neste ramo tão promissor, digo, o ramo de estética, sucesso!

18. MERCADO DE LUXO PARA CLÍNICAS DE ESTÉTICA E SPAS

O assunto beleza e estética é um dos mais comentados por todas as classes sociais, claro que bem mais entre as mulheres. Mais bem-aventurados, porém, são aqueles ou aquelas, que são um público imensamente maior que o masculino, embora ele venha crescendo bastante nos últimos anos; a própria mídia vem incentivando homens a cuidar melhor da estética, por meio de tratamentos e produtos. Mas bem-aventurados, digo, aqueles que podem literalmente "SE DAR AO LUXO" de gastar recursos sem medo ou dúvida, mesmo que pareça futilidade ou desperdício para aqueles que não aderem ao sistema... A classe social envolvida com o mercado de luxo não mede esforços ou gastos com a estética. Na verdade, para estes consumidores, a palavra gasto é substituída pela palavra investimento, pois o resultado deste investimento para muitos é indispensável e transformado em resultados e benefícios diversos. Para alguns está relacionado a uma simples conquista de namoro, ou até do próprio cônjuge em outros casos. Pode-se também relacionar à necessidade da profissão exercida, ou até mesmo à busca da autoestima, porém no caso da grande maioria está tudo relacionado a uma palavrinha de conhecimento milenar, digo, "vaidade". A tão conhecida vaidade, que para alguns é de procedência má, mas que para outros é de procedência justa e boa. Este mercado tem sido tão promissor que já existem faculdades ministrando cursos de preparação para profissionais da área de estética que já atuam no mercado de luxo, ou para outros que desejam aderir ao mesmo. Os atendimentos residenciais personalizados também fazem parte deste mercado, cujo sistema alguns profissionais de estética aderiram, como forma de trabalho exclusiva de forma exclusiva, ou seja, realizando atendimento personalizado. Segundo experiência de alguns profissionais, o retorno financeiro melhorou quase o dobro do que quando atendiam internamente nas clínicas e spas.

Veja a seguir a estrutura de curso que uma universidade ministra para profissionais interessados pelo mercado de luxo direcionado para clínicas de estética e SPAS

Objetivo Geral

Apresentar competências para o gerenciamento de negócios e serviços focados no mercado do luxo nos segmentos envolvidos, relacionados com Beleza e Bem-estar, proporcionando o estudo dos fundamentos da excelência, inovação e sofisticação.

Público-Alvo

Esteticistas, Tecnólogos em Cosmetologia e Estética, Gestores de negócios na Área de Estética, Administradores, Turismólogos, Economistas, Gestores e investidores no segmento de luxo, Profissionais liberais da Estética e Saúde: médicos, enfermeiros, fisioterapeutas, educadores físicos, nutricionistas e demais profissionais formados em curso superior que atuem de forma direta ou indireta nas áreas de saúde, bem-estar e beleza.

Disciplinas Obrigatórias

- MERCADO DE LUXO;
- TIPOLOGIAS DE SPAS E CLÍNICAS DE ESTÉTICA;
- SPAS PARA TRATAMENTOS ESPECÍFICOS;
- AMBIENTAÇÃO DOS ESPAÇOS;
- FRANQUIAS DE LUXO;
- RECURSOS HUMANOS PARA ATUAÇÃO NO MERCADO DO LUXO;
- TERAPIAS HOLÍSTICAS;
- GESTÃO CRIATIVA PARA OS SERVIÇOS DO LUXO;
- MARKETING PARA O MERCADO DO LUXO;
- COMPORTAMENTO DO CONSUMIDOR DO LUXO;
- IMAGEM PROFISSIONAL NO MERCADO DO LUXO;
- GESTÃO DE CUSTOS;
- COACH E PERSONAL BRANDING;
- CULTURA INTERNACIONAL;
- TRATAMENTOS ESPECIALIZADOS PARA O MERCADO DO LUXO
- TENDÊNCIAS EM SPAS;
- BOAS PRÁTICAS DE QUALIDADE EM SPA/GESTÃO DE QUALIDADE CERTIFICAÇÃO; E CERTIFICAÇÃO
- METODOLOGIA DE PESQUISA.

19. SEGREDOS NO ATENDIMENTO TELEFÔNICO AO CLIENTE DE ESTÉTICA

Para alguns, este item pode parecer um tanto exagerado, ao dizer que um veículo de utilidade tão comum possa mudar o destino de uma empresa, porém é a mais pura verdade, pois temos observado ao longo dos anos tantas reclamações que ocorrem pela falta de habilidade de comunicação de funcionários que atendem telefones sem o entendimento da importância deste atendimento. Acredito que este capítulo é mais um, dentro de todo contexto, que dará ao gestor condições de retorno comercial, e melhor, sem necessitar de investimentos financeiros, mas apenas de tempo para treinamento de todos os que lidam com a comunicação via telefone, vejamos então algumas regras importantes a seguir.

19.1 - ATENÇÃO ESPECIAL NO ATENDIMENTO TELEFÔNICO

Nunca se deve atender um telefone sem que antes anote o nome e o número de quem está do outro lado da linha, pois algumas vezes a pessoa do outro lado resiste, porém justifica-se, (desculpe senhor(a) é apenas para nosso controle interno). A razão desta atitude, é que muitas vezes a pessoa que está do outro lado está ligando para várias clínicas para fazer pesquisa a respeito delas, caso caia a ligação, o atendente perderá a oportunidade de se vender como bom atendente e de vender a clínica também, uma vez que a pessoa do outro lado da linha ligará para próxima clínica na sua relação de pesquisa. No entanto, se primeiramente anotou o telefone e o nome da pessoa, terá oportunidade de retornar a ligação e mostrar todo seu talento na comunicação, boa e agradável, conquistando assim mais um cliente.

19.2 - NUNCA COPIE O PADRÃO DE ATENDIMENTO DE GRANDES EMPRESAS DO SEGUIMENTO DE OPERADORAS TELEFÔNICAS E PRESTADORAS DE OUTROS SERVIÇOS SIMILARES

Alguns gestores inexperientes no ramo de estética instruem seus atendentes a atender ligações de forma robótica, como as grandes operadoras telefônicas e prestadoras de serviço de luz e água, acreditando que a forma com que atendem expressa um alto nível de educação e respeito ao cliente. Não sei você leitor, mas eu odeio ligar para este tipo de empresa, eles falam conosco como se não estivéssemos vivos, parece uma comunicação programada entre duas máquinas, "sim senhor, não senhor, um momento, vou verificar no sistema", as pessoas estão cansadas deste tipo de atendimento, a frieza do ser humano nos nossos dias gerada pelo consumismo e capitalismo tem deixado as pessoas cada vez mais carentes de calor humano, o gestor que treinar sua equipe com o atendimento mais caloroso, sem dúvida terá grande êxito na captação e conquista de novos clientes.

19.3 - O TOM DE VOZ É MAIS UM MOTIVADOR PARA O CLIENTE DE ESTÉTICA

É inadmissível que o atendente fale ao telefone expressando tristeza, cansaço, raiva ou sentimentos negativos... Os problemas que todos nós temos, precisam ficar em casa, e quando começarmos a exercer nossa função dentro de uma empresa precisamos respirar fundo, deixando de lado nossos conflitos pessoais para ajudar os clientes que nos procuram e que são responsáveis pela sobrevivência da nossa empresa e do nosso salário. Pois sem estes clientes, com certeza, os nossos problemas vão ficar ainda maiores. O nosso tom de voz deve sempre expressar alegria, disposição e sentimentos positivos. É comprovado que as pessoas alegres e com autoestima elevada possuem grande poder de influência sobre as outras, do contrário também, por isso o tema deste capítulo, o atendente levantará ou derrubará a sua clientela.

Faça sua própria estatística, digamos que o atendente atenda a vinte ligações no dia, caso ele não seja agradável porque não está bem aquele dia, das vinte pessoas que entraram na clínica, quantas você acha que vão retornar? Às vezes esquecemos que existe concorrência e o que não fazemos, o atendente da outra empresa faz. Ao contrário, se os vinte clientes que ligaram forem contagiados pelo seu atendente, o que resultará, sem dúvida, não se pode agradar a todos, mas com certeza dos vinte telefonemas se extrairá um grande retorno de clientes. Conheci uma clínica que não tinha um departamento comercial estruturado, sobrevivia com uma única atendente, porém aquela única valia por dez. A mesma, pelo seu carisma e paciência ao atender ao telefone, conseguia produzir um movimento comercial extraordinário, imagine então se aquela cínica tivesse meia dúzia de pessoas como ela, ou um departamento comercial estruturado com a boa vontade desta única funcionária.

19.4 - COM PACIÊNCIA, AUMENTA-SE A CAPTAÇÃO DE CLIENTES VIA TELEFONE

Paciência, que raro ver nos dias de hoje! Onde conseguimos encontrar, se você souber me avise! Sem dúvidas parece irônico, porém a verdade é que a cada dia observa-se a falta desta virtude tão importante para convivência do ser humano, seja em família, entre amigos, colegas de trabalho e até clientes, porém como já disse, no que diz respeito a clientes, é inadmissível que se tenha comportamento inadequado, pois ganhamos para atendê-los. O que fazemos, não fazemos por favor, o cliente paga pelo serviço e deve ser bem-atendido. Sem dúvida a falta de paciência tem sido o principal fator de desmotivação para clientes à fidelização a qualquer empresa. No que diz respeito às clínicas de estética, devemos observar que este tipo de cliente gosta e exige atenção, pois muitos clientes que buscam tratamentos estéticos estão em busca de levantar a autoestima, e isso acontece principalmente quando a sua recepção na clínica, prioritariamente o primeiro contato, via telefônica, é feito de forma que expressa a disposição do atendente que representa a empresa. A impressão neste primeiro atendimento venderá a cara da clínica, não se deve mostrar pressa em desligar o telefone, deve-se entender que o tempo que se gasta com o cliente na linha é muito importante, por isso deve-se ter mais de uma linha e atendente, para que a atenção ao cliente via telefone não seja apressada. Já fiz muitas simulações com atendentes em forma de treinamento e os resultados eram claros, alguns clientes relatavam coisas assim: "olha, já liguei para três clínicas hoje, a sua é a quarta e me passaram alguns orçamentos até melhores que o seu, mas me trataram como robô, muito rápido e sem paciência, mas você me deu muita atenção, por este motivo vou pagar mais caro, mas vou fazer o meu tratamento aí na sua clínica. Obrigada estou muito satisfeita. Um beijo e até amanhã." Acho interessante, porque na maioria das vezes esquecemos que o simples sai barato e produz resultados. Coloque em prática esta filosofia de trabalho e verá os grandes resultados para sua clínica, pois o grande diferencial do mercado nos dias difíceis em que vivemos é a excelência de tudo a que nos propomos fazer, porém, a excelência no atendimento ainda é uma das armas mais fortes.

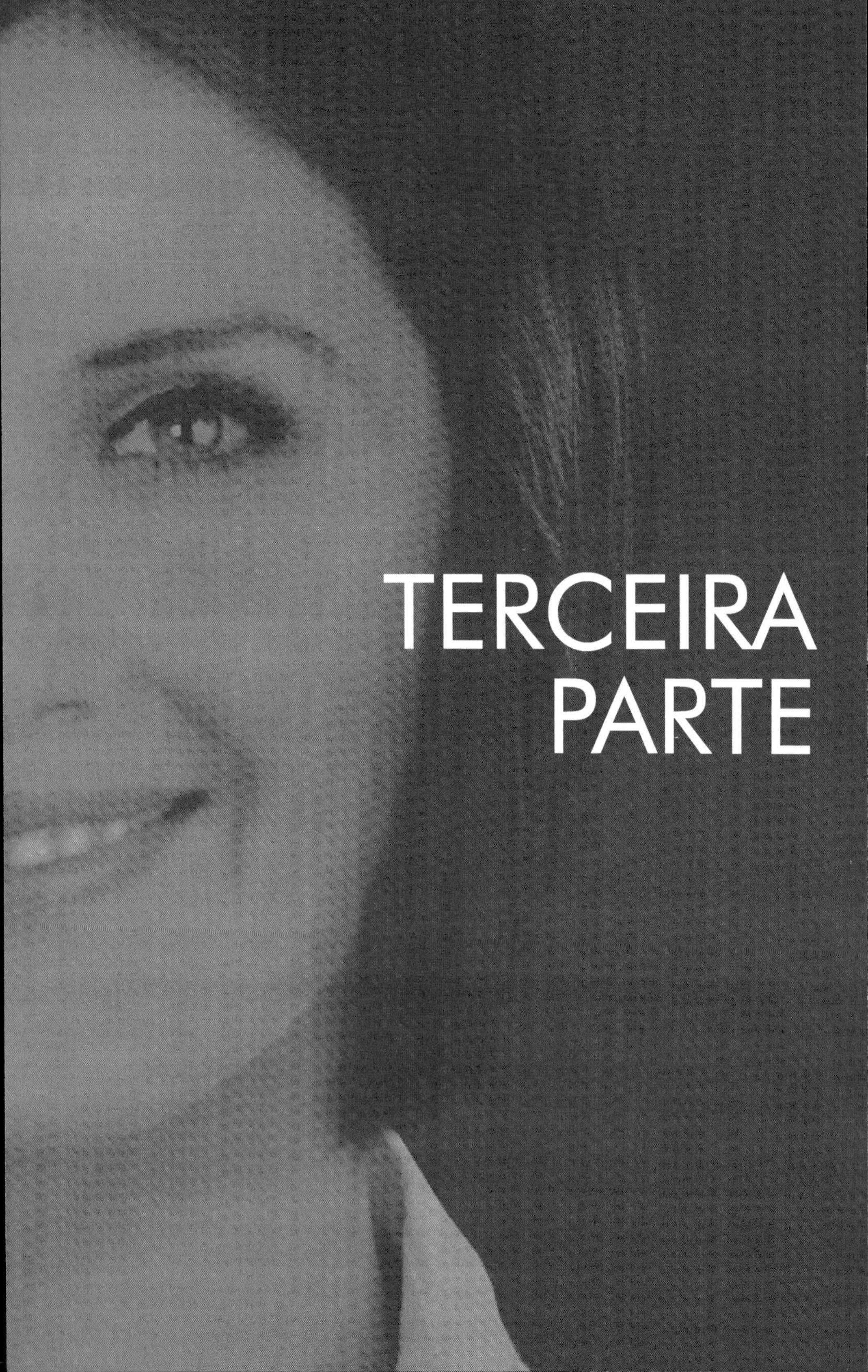

TERCEIRA PARTE

20. ESTRATÉGIAS PARA CONQUISTAR E FIDELIZAR CLIENTES DE ESTÉTICA

Abordagem Especial para Clínicas, SPAs e Profissionais do Setor de Estética.

"O nosso melhor produto somos nós mesmas."
Yehuda Berg

CONSIDERAÇÕES INICIAIS

O ano 2014 veio reafirmar a relevância do setor de estética e de beleza para a economia brasileira. Isto porque, apesar da retração do mercado, este foi um dos poucos setores que cresceu significativamente. Este dado nos indica que as pessoas elegeram como prioridade investir o seu tempo e dinheiro na busca do bem-estar e da beleza, e o cenário indica que há de continuar a crescer. O crescimento e mais ainda, o desenvolvimento do setor, serão impulsionados com a maior valorização das profissões, alcançada quando as mesmas forem regulamentadas por lei. Neste sentido, a atividade de esteticista foi reconhecida como profissão pela Lei Federal 12.592/12 e atualmente se encontra no Congresso o Projeto de Lei 7933/14, que regulamenta profissões do setor de beleza e estética. A regulamentação vai determinar as atribuições, qualificações e títulos necessários para o exercício da profissão... Virá também atribuir aos profissionais do setor, maior prestígio e maior poder, e ao mesmo tempo, trará formalmente uma grande responsabilidade em termos de deveres, comportamentos e atitudes, dos profissionais para com os clientes e a sociedade.

O crescimento do setor de estética no Brasil inclui os segmentos de serviços que vão além da Cirurgia Plástica Estética - CPE. No entanto, os estudos sobre autoestima e estética, que serão citados neste capítulo, têm abrangido predominantemente os procedimentos de CPEs. Por este motivo a maioria dos dados sobre pesquisas mencionados neste capítulo, referem-se a este segmento. Ainda assim, por analogia, é possível transpor informações destes estudos para o setor da estética num sentido mais lato. E o que, de certa forma, permite esta analogia é o fato de que, assim como as CPEs, os demais serviços na área da estética e do embelezamento existem para atender às necessidades das pessoas no que diz respeito ao bem-estar físico, mental e espiritual delas. Outra proposta de valor deste setor é que os procedimentos estéticos visam contribuir para a melhoria da qualidade de vida das pessoas.

O crescimento deste setor estimula o aumento da competitividade para conquistar mais e novos mercados. Para isto os seus profissionais precisam estar cada vez mais preparados para atuar, tendo em conta a política de orientação para o cliente e ao mesmo tempo foco nos resultados da empresa. A capacidade de orientação para clientes e resultados exige o cumprimento de variadas regras, as quais serão abordadas neste capítulo.

1 – Introdução

O presente capítulo foi escrito de modo especial para o setor de estética e desenvolvido predominantemente na perspectiva do feminino, destacando, ainda, evidências sobre a existência de relação entre autoestima e a procura por serviços de estética.

Espero fornecer ao leitor ou leitora, indícios que lhes permitam saber: quem é a cliente de estética; o que ela quer; como lidar com esta cliente; como fazer para que ela se sinta bem; como fazer para que ela retorne ao seu estabelecimento quando precisar de um serviço no âmbito da estética. Espero ainda que o domínio destas competências e a mobilização das mesmas pelos profissionais contribuam de modo significativo para o bem-estar das pessoas, para a conquista e fidelização das clientes e, consequentemente, para o êxito do negócio. No entanto, antes de iniciar a abordagem do presente, é importante circunscrever o sentido de dois termos que serão usados neste capítulo: estética e autoestima. Nesta sequência, estética refere-se a toda intervenção no corpo da mulher, realizada de forma invasiva ou não, visando prevenir, harmonizar, rejuvenescer, remodelar, reformar, contribuindo para a promoção da saúde e do bem-estar desta mulher. No que se refere à autoestima, esta será referida como sendo a capacidade da mulher gostar genuinamente de si mesma, de sentir-se merecedora das coisas boas da vida e de agir de modo coerente para usufruir destas coisas boas. No entanto, já aconteceu de pessoas usarem como sinônimas as palavras narcisismo e autoestima. Vale mencionar que são bem diferentes. Isto porque a pessoa narcisista olha apenas para si mesma e, como se costuma dizer, a pessoa *olha apenas para o seu umbigo* e não consegue integrar outras pessoas no seu mundo. Já quem possui boa autoestima consegue admitir e aceitar que no firmamento existem outras pessoas brilhando com ela. Quem tem boa autoestima pode, até mesmo, construir constelações.

Completando, a autoestima é um atributo que se sustenta em três pilares que são: autoconfiança, autorrespeito e autoaceitação. São estes três pilares que servirão de base para o presente capítulo.

20.1 - OS TRÊS PILARES DA AUTOESTIMA

Como referido acima, a autoestima tem como suporte três pilares: a autoconfiança, o autorrespeito e autoaceitação. Estes três pilares são interdependentes e se relacionam harmoniosamente entre si. Vejamos em resumo, o que cada um deles significa.

1º - Autoconfiança – a autoconfiança é um sentimento de segurança emocional decorrente da convicção de ser "capaz de" (tem a ver com as competências, com as capacidades das pessoas). É também um sentimento de poder, tendo relação com empoderamento ou *empowerment* (que implica na mobilização/uso de competências e saberes, como por exemplo, usar a sua autonomia de decisão sobre os rumos de sua própria vida, bem como, participar ativamente nos processos de tomada de decisão nas esferas política, econômica e social). A autoconfiança funciona como um motor que impulsiona a pessoa para correr riscos calculados e estabelecer para si própria, metas possíveis e ao mesmo tempo desafiantes. Autoconfiança é, em suma, acreditar em si mesma.

2º - O autorrespeito - o autorrespeito é quando você presta certa deferência a você mesma, pela pessoa admirável e digna que você é e sente que é. O autorrespeito permite que você não deixe que outras pessoas abusem de sua boa-fé. Quando você se respeita, você não permite que outras pessoas invadam o seu espaço vital, que façam escolhas por você.

3º - A autoaceitação - a autoaceitação refere-se a aceitar o que não pode ser modificado, por exemplo, a pessoa aceita a sua estatura, ou seja, se tem 1.60 m de altura, não vive se lamentando pelo fato de não ser mais alta. Nos relacionamentos interpessoais, este pilar é bem relevante, pois, para que aceitemos no outro o que nele não pode ser mudado, precisamos primeiramente praticar a autoaceitação do que não podemos mudar em nós.

Os três pilares acima sugerem que a cliente que tem autoconfiança não transfere para o exterior a responsabilidade pelas suas decisões, nem teme ser trocada por uma mulher mais bonita. Ela se garante como pessoa e como profissional, não se deixando dominar, por exemplo, pelas campanhas publicitárias tiranas. A que tem autoaceitação convive bem com o que não pode ser mudado em seu corpo. A cliente que se respeita exige que os demais também a respeitem porque nutre admiração e amor por si mesma. Tem uma atitude otimista diante da vida. Esta atitude é um dos aspectos da psicologia positiva abordada neste capítulo.

20.2 - QUEM É A CLIENTE DE ESTÉTICA?

Sem entrar em conjecturas antropológicas e sociais mencionadas em estudos sobre os usos do tempo na perspectiva de gênero, a mulher tem em sua vida, essencialmente três funções: seduzir, reproduzir e cuidar. Este cuidar implica não só o cuidar da lida da casa, como também dos filhos e das pessoas que necessitam de cuidados especiais, como por exemplo, os Idosos. Para a maioria das mulheres, a estes cuidados somam-se o "trabalhar fora". Esta dupla jornada concorre para que a mulher, que vive essencialmente para cuidar de outras pessoas, tenha muito pouco tempo para cuidar de si própria e principalmente de ser cuidada. Assim, a ida a uma clínica de estética é a oportunidade que a mulher tem para deixar provisoriamente o seu papel de cuidadora e viver a experiência rara de ser cuidada. É uma espécie de conquista de tempo e espaço para si própria. Por este motivo, a hora em que a mulher recebe algum tratamento em um centro de estética, este tratamento precisa ser vivido como uma experiência emocional muito relevante, quase visceral, extrapolando inicialmente o aspecto da estética, do físico para dar lugar à dimensão espiritual do "ser mulher". Quem trabalha neste setor, há que valorizar a conquista desta mulher e usar de toda empatia para com ela, de modo que a mulher sinta que o profissional que a assiste, bem como toda a equipe envolvida, celebra com ela aquela conquista. Diante desta realidade podemos inferir que a cliente de estética é uma mulher que investe a sua energia anímica para conciliar os diferentes papéis na sociedade contemporânea. É uma mulher que gosta de olhar-se no espelho e aprovar o que vê e se não aprovar, procura "consertar..."

20.3 - O CENÁRIO ATUAL - UMA SOCIEDADE NARCÍSICA?

"*É que Narciso acha feio o que não é espelho*". A partir desta frase podemos ilustrar o quanto a sociedade pressiona as pessoas, principalmente as mulheres, a atenderem ao padrão de beleza que esta mesma sociedade impõe.

O padrão de beleza varia de acordo com o contexto histórico e cultural. Com isso o modelo de beleza vem mudando ao longo dos tempos. Além disso, o conceito de beleza é relativo, ou seja, o que é bonito para uns não é para outros, mesmo assim, muitas mulheres procuram ou sonham com um tratamento estético e, quando o procuram, a maioria os faz movida pelo sentimento de frustração, medo, angústia e insegurança, porque o seu corpo não corresponde aos padrões de beleza impostos pela mídia. Este cenário instiga a abordar a influência da estética na autoestima feminina, levando a perguntar se existe relação entre autoestima e procura de tratamento estético, e ainda, como anda a autoestima das mulheres que recorrem ao tratamento estético. Terão estas mulheres um elevado grau de autoestima, um baixo grau, ou não existirá qualquer correlação entre ambos?

20.4 - RELAÇÃO ENTRE AUTOESTIMA E PROCURA POR TRATAMENTOS ESTÉTICOS. EXISTE RELAÇÃO?

Sim, existe de fato uma relação entre estética e o atributo autoestima. Mas esta relação independe do grau deste atributo ser alto ou baixo. O que acontece é que estudos mostram que as pessoas possuidoras de autoestima tendem a procurar serviços de estética predominantemente na área do bem-estar, como por exemplo, massagens e procedimentos não invasivos. Por outro lado, quem tem baixa autoestima sente-se mais motivadas em CPEs, isto porque mulheres com baixa autoestima tendem a se sentirem insatisfeitas com a sua aparência física, o que faz com estejam mais predispostas a investirem em procedimentos estéticos invasivos. Importa referir ainda que, a cliente de estética é uma mulher que pode ter um nível de autoestima elevado ou não. No entanto, é uma pessoa que valoriza o aspecto físico e que pretende investir tempo e dinheiro para sentir-se bonita ou mais bonita.

20.5 - AS MULHERES CONTINUAM SENDO AS QUE MAIS PROCURAM SERVIÇOS DE ESTÉTICA. POR QUÊ?

As mulheres são as que mais procuram tratamento na área da estética. Por quê? Um dos fatores que contribuem para esta procura é que as mulheres são mais pressionadas a seguir os padrões de beleza determinados pela sociedade.

Certa vez ouvi alguém dizer que a vida é injusta com as mulheres. Isto porque, com o tempo elas vão perdendo beleza e juventude, dois atributos que a sociedade prioriza nas mulheres; por outro lado os homens, com o tempo, tendem a ganhar o que a sociedade lhes exige que possuam, ou seja, dinheiro. Um exemplo desta pressão, no campo poético, é a frase de Vinícius de Moraes "*Que me perdoem as feias, mas beleza é fundamental*". Em um contexto isolado, esta frase vem reforçar de modo perverso como a beleza é um atributo social exigido das mulheres. E esta pressão tem um impacto maior nas mulheres que possuem baixa autoestima.

Como é de se supor, nesta matéria o fator beleza está diretamente ligado à aparência física, o que nos remete ao conceito de vaidade. O que é vaidade? É a excessiva preocupação com a aparência física, associada a uma avaliação positivamente sobre avaliada da própria aparência , ou seja, a pessoa se acha mais bela do que é na realidade. E por que, mesmo se achando bela/belíssima, esta mulher procura procedimentos estéticos, principalmente CPEs? Pelo excesso de preocupação com a aparência. Este excesso, como vimos anteriormente, é indicativo de um perfil de mulheres que possuem baixa autoestima... E a tendência é que elas procurem indiscriminadamente, compensar na beleza física, as suas carências afetivas, recorrendo diversas vezes às CPEs. No entanto, quando não trabalham emocionalmente estas carências, o sentimento de desconforto emocional mantém-se vivo, muitas vezes de forma inconsciente e dificilmente um tratamento estético as fará se sentirem bem consigo próprias. Nestes casos, o bom profissional, ao perceber que a cliente está recorrendo de forma exacerbada, por exemplo, às CPEs, deve encaminhá-la a um psicólogo ou psicóloga, com vista a trabalhar as dimensões afetivas e emocionais daquele ser em sofrimento. Já as mulheres com autoestima elevada são vaidosas, mas esta vaidade não é baseada em uma preocupação excessiva com a sua aparência, nem pela sobrevalorização de sua beleza física. A vaidade de quem tem boa autoestima está associada à necessidade de recursos corporais, ou seja, necessidade de manter e realçar o corpo porque já fazem uma avaliação positiva de seu corpo, e necessitam manterem-se em forma para realçar o corpo que já admiram. Em complemento a este tópico, um dado bem relevante surge de uma pesquisa realizada pela Universidade da Flórida. Este estudo concluiu que um dos benefícios psicológicos decorrentes das CPEs é o aumento da autoestima, mesmo para as mulheres com problemas nesta área.

20.6 - O USO DOS DADOS DE ESTUDOS NA DEFINIÇÃO DE ESTRATÉGIAS PARA MAIOR COMPETITIVIDADE

A partir de variados estudos, podemos concluir que, em um mercado cada vez mais competitivo, é altamente relevante considerar o fator autoestima na definição de estratégias. As campanhas de comunicação podem usar estes dados em sua estratégia para conquista de mercado, ou seja, estas informações podem ser valiosas na área de comunicação, uma vez que permitem a criação de publicidades mostrando pessoas felizes, saradas de corpo e autoestima elevada para incentivar, junto às pessoas vaidosas, a aquisição de produtos e serviços de embelezamento. Esta estratégia publicitária poderia, no entanto, desestimular o consumo em pessoas menos vaidosas.

As campanhas de comunicação que mostram a distância da aparência física atual das mulheres em relação aos padrões ideais de beleza feminina contribuem para fragilizar a autoestima das mulheres e, consequentemente, criam ou aumentam nelas a preocupação com a aparência. Esta preocupação, por perceberem que estão no Ponto A (real) e visualizam o Ponto B (ideal), é um incentivo para que as mulheres realizem as CPEs. Porém, quando o objetivo é fortalecer a autoestima da mulher, esta comunicação é feita sem o argumento da aparência física. Neste caso, as campanhas funcionam como desestímulo às CPEs desnecessárias, mas podem ser um incentivo para que as mulheres recorram a outros tipos de serviços de estética voltados para a saúde e bem-estar. Enquanto a primeira situação (comparação entre o ponto A e o ponto B) contribui para uma diminuição da autoestima feminina, a segunda comunicação (que é feita sem o argumento da aparência física) contribui para o seu aumento. É sabido ainda que uma das formas de diminuir o interesse das mulheres em se submeter às CPEs, é incentivando estilos de vida menos consumistas e mais emocionais. Nestes estilos prevalecem procedimentos não invasivos, com experiências mais voltadas para o bem-estar, como por exemplo, os SPAs. Este dado também deve ser considerado no planejamento estratégico de empresas que não trabalhem com CPEs, mas que possuem outros serviços no âmbito da estética, ou seja, considerando outras alternativas.

20.7 - A PSICOLOGIA POSITIVA NO PROCESSO DE ATENDIMENTO AO CLIENTE DO SETOR DE ESTÉTICA

Até que ponto recorrer a um serviço de estética atenderá os anseios de felicidade de uma pessoa? A este propósito, considerando preliminarmente felicidade numa perspectiva individual, importa citar Martin Seligman, pai da psicologia positiva, o qual afirma que o termo felicidade é bastante subjetivo, variando de pessoa para pessoa, tornando difícil uma definição linear dele. No entanto, para

Seligman a pressão para ser feliz pode atrapalhar o caminho do ser humano para um viver melhor. Os estudos mais recentes de Seligman deram origem à sua Teoria do Florescimento, que preconiza a importância de estarmos mais focados no bem-estar das pessoas e não somente na felicidade delas, sendo que cada um pode encontrar o seu próprio bem-estar. Para isto concorrem cinco fatores: emoções positivas (traduzidas em: alegria, gratidão, compaixão, perdão, esperança), engajamento, propósito, relacionamento positivo e realização.

Este capítulo vai cingir-se em dois fatores: nas emoções positivas e no engajamento. No que diz respeito ao engajamento, Seligman, refere como exemplo de engajamento, a experiência vivida em uma sessão de massagem na qual a cliente se sente tão confortavelmente envolvida que não percebe o tempo passar. A cliente se entrega plenamente àquele momento. O exemplo ora descrito é muito pertinente, já que traduz uma das vertentes do mundo da estética, que é o de propiciar às clientes experiências de bem-estar que elevem o espírito. Quem trabalha com estética pode, neste exemplo, sentir o ápice do resultado de seu trabalho. Pode, quiçá, usá-lo como trunfo para argumentar sobre a sua realização profissional. Este exemplo mostra que todos os envolvidos no setor de estética podem ganhar. Ganha a cliente, ganha o profissional, ganha a empresa. Enquanto o engajamento foi citado como uma experiência para a cliente, também o profissional que vive com intensidade o seu trabalho pode experimentar o que o professor Mihaly Csikszentmihalyi denomina de estado de *flow*. O estado de *flow* acontece quando o profissional está tão envolvido na atividade que nem sente o tempo passar, nem se está com fome, sono ou cansado. É entrega total. Cabe explicar que este estado tende a acontecer quando o profissional é altamente talentoso ou bem experiente.

Quanto às emoções positivas (alegria, gratidão, compaixão, perdão e esperança), preliminarmente vale referir que elas exercem uma função adaptativa para o ser humano. Elas contribuem para o reequilíbrio do metabolismo diante de situações sofridas, favorecendo a resiliência e a criatividade para encontrar alternativas de solução de desafios existenciais. As pessoas positivas mobilizam-se mais para atingir as suas metas. Em situação de atendimento, o conhecimento sobre as benesses destas emoções poderá conferir ao profissional maior leveza em seu trabalho, ajudando-o a lidar com as fragilidades das clientes e suas. Esta leveza requer primeiramente autoconsciência e autoavaliação precisa, bem como autoestima. Sim, a autoestima do profissional também é relevante à medida que, principalmente a autoconfiança, o irá ajudar a não se deixar contaminar pelas inseguranças das clientes.

20.8 - DIFERENÇAS DE COMPORTAMENTOS ENTRE MULHERES COM AUTOESTIMA ELEVADA E AS COM BAIXA AUTOESTIMA – UM APELO À COMPAIXÃO, AO PERDÃO E À GRATIDÃO

Os estudos ainda apontam que as pessoas que têm propensão a se submeterem à CPE, apresentam tendência à emotividade que é manifestada por mau humor e atitude temperamental, somada à instabilidade emocional e necessidade de recursos materiais, ou seja, necessidade de reunir e possuir bens materiais.

O valor desta informação para quem trabalha no setor, principalmente na área de atendimento é possuir uma compreensão maior destas clientes e com isso podermos gerir melhor eventuais conflitos ao longo deste relacionamento entre paciente e profissional, inclusive não levando para o lado pessoal comportamentos hostis das clientes durante os atendimentos. Acrescente-se à presente informação, que a adoção de uma postura preconizada pela psicologia positiva, no que se refere às emoções positivas, também contribui para o êxito no atendimento desta cliente.

O pilar da autoconfiança (inerente a quem tem autoestima) concorre para que as mulheres com elevada autoestima estejam mais receptivas às experiências, bem como para que sejam mais amáveis e cuidem do seu corpo. Significa ainda que "*quanto mais uma mulher demonstra necessidade de encontrar novas soluções, expressar ideias originais e usar a imaginação na execução de tarefas, mais é extrovertida, amável e tem necessidade de manter e realçar o seu corpo, logo maior será a autoestima*".

Esta informação é outro exemplo de tipo de perfil psicológico que pode surgir em uma situação de atendimento e que o profissional também precisa não levar para o lado pessoal uma atitude mais informal da cliente. Caso aconteça corre o risco de ultrapassar os limites da postura profissional, tendo comportamentos indiscretos e abusivos com a cliente.

20.9 - MULHERES COM AUTOESTIMA RECORREM À ESTÉTICA – QUAL A LÓGICA?

Sim, elas recorrem. Segundo estudos, mulheres com elevado nível de autoestima também recorrem a procedimentos estéticos. No entanto, cabe a seguinte questão: se elas possuem autoestima e se esta tem como base os três pilares: autoconfiança + auto + respeito + autoaceitação, qual a lógica para que estas mulheres procurem serviços na área da estética? O exemplo a seguir pode explicar a lógica: Amanda, que tem um ótimo grau de autoestima, tem uma atitude de autoconfiança tão boa que se permite reconhecer que ela pode mudar o que depende dela, e este "permitir" revela também o quanto Amanda se respeita. É possível que Amanda acredite que "Quem não se ajeita, por si se enjeita". Além disso, Amanda também tem a necessidade de sentir-se pertencendo a um grupo social ao qual se rende (um grupo que exerce forte pressão sobre as pessoas em termos de padrões de estética e bem-estar). E mais,

Amanda pode ter percebido o quão a sociedade contemporânea recompensa o belo, o esteticamente bonito. Além disso, Amanda também pode pertencer ao grupo de mulheres que levam mais tempo cuidando dos outros e dá-se o direito de ter um tempo só para si, para ser cuidada. E mais, Amanda ama viver e acredita que cuidar de seu corpo vai adiar a sua morte.

20.10 - O DISCURSO INTERNO DA MULHER COM AUTOESTIMA ELEVADA

Se eu me amo, eu me permito usufruir de mimos, mimos que alimentem o meu espírito, o meu emocional. Por isso, eu recorro aos SPAs, onde receberei uma massagem com óleos perfumados ao som de uma música suave, em um ambiente confortável e acolhedor... Não preciso me submeter a cirurgias plásticas porque eu estou de bem com o meu corpo. Pronto, chegamos ao elemento corpo. É a percepção que a mulher tem de seu corpo que vai influenciar na autoimagem desta mulher. Se ela não gostasse da sua autoimagem seria uma forte candidata a recorrer a procedimentos de CPE. Mas a mulher com um bom nível de autoestima funciona numa lógica de "quem não se ajeita, por si se enjeita" E quanto maior a autoestima...

20.11 - IDENTIFICANDO UMA CLIENTE COM AUTOESTIMA ELEVADA

Não é minha pretensão que o profissional de estética, sem formação na área da psicologia, elabore um parecer sobre a autoestima da cliente de estética. Inclusive, mesmo os psicólogos só conseguem traçar ilações sobre o grau de autoestima das pessoas, mediante uma boa anamnese associada a testes projetivos de personalidade, sendo que a adoção destes testes precisa da autorização do cliente e só pode ser "aplicado" em contexto clínico. No entanto, uma vez que o atendimento é "uma relação interpessoal de ajuda", se o profissional propiciar um acolhimento amoroso ao cliente, observando e escutando o cliente com atenção, paciência e simpatia, construirá um clima de confiança entre ambos. Este clima vai ajudar o cliente para que o mesmo se sinta à vontade para falar e, a partir desta fala, será possível levantar hipóteses, apenas hipóteses, sugestivas sobre a autoestima do cliente.

Este conhecimento é valioso no atendimento porque contribui para que o profissional tenha um olhar mais compreensivo, e (recorrendo à psicologia positiva), quiçá de compaixão sobre a pessoa. A partir deste olhar, somado ao portfólio de serviços a oferecer, a empresa estará mais apta a satisfazer a necessidade do cliente.

Assim, tendo como pano de fundo os três pilares básicos da autoestima, é possível hipotetizar sobre a existência de autoestima de alguém, observando os sinais abaixo relacionados:

1. Consegue, na maioria das situações, fazer uma avaliação bastante realista de si mesma;

2. Valoriza os seus pontos fortes em detrimento dos que podem melhorar;

3. Tem ambição, estabelecendo para si metas desafiantes e viáveis;

4. Sente-se emocionalmente confortável no meio envolvente, tendo sentimento de pertença a este meio;

5. Age para agradar primeiramente a si, procurando, na medida do possível, conciliar ou agradar também os outros, por meio da flexibilidade mental/emocional;

6. Não alimenta pensamentos que a levem a se comparar com os outros, pois tem consciência de que é original, única, não tem cópia;

7. Não é uma pessoa perfeccionista que exige demasiado de si própria, mas investe na melhoria contínua de si;

8. É compreensiva com ela própria diante de erros cometidos durante um novo aprendizado;

9. Tem clareza mental quando precisa escolher um, dentre vários caminhos, e quando, nesta situação, acontece confusão mental, esta confusão é passageira, ou seja, não se instala;

10. Demonstra segurança e firmeza diante de todas as decisões da vida, desde as mais básicas, por exemplo, a escolha de uma bolsa para si mesmo, até as mais importantes, por exemplo, imigrar ou não imigrar;

11. Em termos de diálogo mental é generosa com ela própria, reconhecendo e elogiando os seus êxitos e conquistas;

12. Pessoa que possui e transmite aos que a cercam, a paz que existe em seu interior;

13. Alguém que evita julgar a si própria e a outros e, quando precisa ter esta atitude, o faz de modo reservado e não em público;

14. Não tem ideias de autorreferência, achando que estão falando sobre ela, avaliando o seu modo de se vestir, de falar;

15. Sente-se segura nos contextos sociais sabendo que não será atacada com críticas e cobranças e, se tal acontecer, sabe se defender de modo incisivo;

16. Sem chegar ao narcisismo, nutre um verdadeiro amor por si mesma.

20.12 - OS IDIOMAS NA COMUNICAÇÃO COM A CLIENTE: NÚMEROS/TÉCNICO/CORAÇÃO

Independende do perfil que a cliente demonstre possuir, há cuidados que são transversais a todas. Em termos simbólicos, o relacionamento com a cliente de estética também precisa ser feito respeitando três aspectos que podem ser chamados de idiomas: Idioma dos Números; Idioma Técnico e Idioma do Coração.

O Idioma dos Números – tem a ver com o preço dos serviços cobrados. A cliente precisa perceber um equilíbrio justo entre custo e benefício. Além disso, o segmento de mercado de quem pretendemos atender também vai definir este idioma;

O Idioma Técnico – tem a ver com a importância de a cliente perceber que o serviço foi realizado dentro dos padrões técnicos de excelência;

O Idioma do Coração – representa a qualidade do atendimento e o relacionamento estabelecido com a cliente. Neste capítulo vamos nos debruçar sobre o idioma do coração, ou seja, como fazer para conquistar o coração da cliente.

20.13 - CUIDADOS ESSENCIAIS PARA UM ATENDIMENTO DE EXCELÊNCIA

Ao optar por cuidados estéticos, a mulher, além de investir emoção, ela investe também o seu dinheiro. Como fazer para que esta mulher escolha a sua clínica e não a da concorrência? Eis alguns cuidados aos quais o profissional de atendimento deve se atentar, uma vez que, durante o seu trabalho, ele está sujeito à constante observação das pessoas, principalmente daquelas a quem presta atendimento:

- Um olhar procura outro olhar, por isto tão logo a cliente entre no recinto, dirija-lhe um olhar sinalizando que você já a integrou no seu mundo, ao mesmo tempo sorria para a cliente, cumprimentando com entusiasmo, simpatia e alegria, por ela ter escolhido o seu estabelecimento e não o da concorrência;

- Aja de modo que a cliente se sinta especial, tratando-a pelo nome e, se a profissão dela tiver um título, use-o. Se você sabe que, por exemplo, a Maria Teresa é médica, trate-a de Dra. Maria Teresa, pois é elegante e simpático. Ele se aplica a advogadas e outras profissões. O que você tem a perder?

• Escute a cliente – exerça a escuta ativa para conhecer e entender a necessidade da cliente. Por exemplo, a forma dela verbalizar a insatisfação com o seu próprio corpo, pode indicar o quanto ela se encontra receptiva a aceitar experimentar serviços no âmbito da estética e com isso, o profissional da área se sentirá mais seguro, mais confiante em oferecê-lo à cliente, sabendo que está visando atender a uma necessidade da mesma e que também pode gerar receita para a empresa. Escutar a cliente está diretamente ligado ao item que segue abaixo, isto é, à análise das expectativas;

• Analise com rigor as expectativas da cliente, para que possa identificar com clareza os motivos que a levam a procurar o procedimento estético. Erros de interpretação podem fragilizar a relação com a cliente e até dar margem a litígio jurídico;

• Estabeleça com a cliente um relacionamento positivo, pautado na confiança. É fulcral que a cliente se sinta segura quanto ao procedimento a ser realizado. Mais uma vez, a informação honesta, incluindo eventuais riscos do procedimento, deve ser dita, para que a cliente possa decidir com autonomia, tendo como base informações verdadeiras, ou seja, a decisão é da cliente, portando o profissional deve ajudá-la a decidir sem a pressionar;

• Seja honesto com a cliente: só lhe ofereça propostas que forem realmente necessárias, respeitando seus tempo e dinheiro, de modo que ela perceba uma justa relação entre custo e benefício;

• Exerça a capacidade de empatia... Empatia significa você colocar-se no lugar da cliente e fazer com que ela sinta que você se colocou mesmo no seu lugar – você foi empático;

• Não converse com outras pessoas enquanto está atendendo a cliente (ela pode sentir-se excluída ou abandonada);

- Procure perceber se a cliente está em um dia em que deseja conversar durante o tratamento (se este o permitir);
- Respeitando a privacidade e o temperamento da cliente, demonstre interesse sincero em saber quem é a cliente. O bom senso deve prevalecer nesta questão;
- Seja pontual no atendimento, evite atrasos e, se os mesmos ocorrerem, explique à cliente o motivo, evitando que aconteçam de novo;
- Não faça propaganda enganosa;
- Deixe o celular no *vibra call*;
- Caso a cliente tenha alguma queixa sobre o serviço, deixe a cliente falar. Enquanto ela fala, demonstre interesse ouvindo a queixa com atenção, fazendo anotações e lhe dizendo como vai se empenhar na resolução da questão. Importante: informe-a sempre que possível de um prazo para a resolução do problema que é seu. O problema apresentado pela cliente é sempre seu e/ou do estabelecimento e não da cliente. Na verdade, o problema que é **seu e/ou de seu estabelecimento** está causando um transtorno à cliente. Cuidado para não inverter a situação;
- Fale olhando a cliente nos olhos;
- Evite usar vocabulário técnico que a cliente possa desconhecer;
- Não fale sobre questões internas do serviço, da empresa, nem fale mal da concorrência;
- Evite perguntas indiscretas;
- Não faça uso de bebidas alcoólicas quando for atender a cliente, pois é ofensivo;
- Seja flexível facilitando a vida da cliente, mesmo que para isto precise quebrar alguma norma que, sendo quebrada, não prejudique nem a cliente, nem o negócio;

- Seja gentil, para com a cliente, por exemplo, providencie um táxi, caso ela precise deste tipo de transporte;
- Mesmo que já tenha ultrapassado o seu horário de trabalho, controle a ansiedade de modo que a cliente não perceba;
- A despedida é tão importante como a recepção, portanto despeça-se da cliente agradecendo a preferência e disponibilizando-se para eventuais esclarecimentos.

20.14 - O ATENDIMENTO E O PERFIL DA CLIENTE – COMO GOSTAM DE SER TRATADAS

Atendimento envolve comunicação e o estilo de comunicação deve ser adequado ao perfil da cliente. Neste sentido, não pretendo lhe dar receita, colocando as clientes numa caixa com os respectivos rótulos. Seria leviano, até porque as pessoas são versáteis e surpreendentes, tanto para você como para elas próprias, ou seja, quantas vezes você já ouviu pessoas dizerem que diante de uma determinada situação, agiram de um modo que a elas mesmas surpreendeu? Porém, o que a seguir apresentarei são quatro perfis que descrevem comportamentos passíveis de serem observados nos clientes. Estes comportamentos podem dar-lhe pistas sobre a melhor forma de entrar em sintonia com a mesma durante o atendimento, já que indicam como, tendencialmente, as clientes gostam de ser tratadas. O "tendencialmente" é tão relevante que a cada assertiva constante em cada perfil, mentalize a expressão: *tende a...*

Voltando aos três pilares da autoestima, o que vai ser determinante na conquista e fidelização da cliente é o autorrespeito. A cliente que tem autorrespeito exige que os demais também a respeitem. E quais sinais a cliente de estética que se respeita espera ter do estabelecimento de estética? Eis algumas pistas que devem ser consideradas mesmo para quem tem baixa autoestima:

Pistas para ilações sobre o perfil da cliente durante o atendimento (Independentemente do seu nível de autoestima)

20.15 - CONCLUSÃO - MARIA, POR QUE É QUE TU TE PINTAS?

Concluo este capítulo revelando que eu gosto de contar histórias. Acredito que as histórias puxam pela imaginação das pessoas o que, de certo modo, faz com que elas criem cenários, imaginem expressões faciais marcadas por emoções e assim, sintam-se coautoras das histórias e se percebam como empoderadas, já que contribuir para o empoderamento de pessoas faz parte do meu trabalho enquanto psicóloga e coach. Por conta disso, lembro que em uma roda de amigos, alguém contou em tom de brincadeira que ouviu o seguinte diálogo: Oh! Maria por que é que tu te pintas? Maria responde: Para ficar bonita! E por que é que tu não ficas?

O que essa narração tem a ver com estética? Tem muito a ver, na medida em que a área da estética, no geral, tem uma interface bem marcante com a qualidade de vida das pessoas. Cabe referir que o conceito de qualidade de vida, face às diversas dimensões que ele envolve, é bastante complexo. Porém, no presente capítulo, qualidade de vida significa *"a percepção do indivíduo sobre a sua posição na vida, no contexto da cultura e dos sistemas de valores nos quais ele vive, e em relação a seus objetivos, expectativas, padrões e preocupações."* Relacionando este conceito com a história da Maria, podemos observar que ela nos remete a fatores que constam no conceito ora citado. A título de exemplo, citamos os seguintes: percepção (como Maria se percebe, como é percebida e como quer ser percebida), cultura (a cultura brasileira, a cultura na qual Maria vive, valoriza o culto à estética e à beleza), sistema de valores (é com base no seu sistema de valores que Maria decide pintar-se. Poderia também decidir submeter-se a uma mamoplastia estética, não poderia?), objetivos, expectativas (Maria esperava ficar bonita), padrões (padrões de beleza impostos) e preocupações (Maria não se sentir bonita). Enfim, o serviço de estética tende a apresentar resultados bem visíveis e por isto pode conseguir divulgar, junto às pessoas, a oferta de valor de modo mais visível. É algo que se vê! Assim, em se tratando de uma abordagem no feminino, cabe dizer que as mulheres, quando procuram serviço de estética, elas querem ver, querem olhar o resultado e mais ainda, querem que as outras pessoas também vejam o resultado e que o validem, para que elas não se sintam como a Maria da breve historinha. Já agora ficam as perguntas:

Se Maria tivesse escolhido a sua empresa, ela obteria resultado? Sua empresa está preparada para atender as necessidades da nossa personagem? E você, o que você está fazendo para superar as expectativas das inúmeras Marias? E o que mais? E mais?

Encerro o presente capítulo com uma homenagem a todas as Marias...

Maria, Maria

Maria, Maria, é um dom, uma certa magia,

Uma força que nos alerta.

Uma mulher que merece viver e amar como outra qualquer

Do planeta.

Maria, Maria, é o som, é a cor, é o suor é a dose mais forte e lenta

De uma gente que ri quando deve chorar e não vive, apenas aguenta.

Mas é preciso ter força, é preciso ter raça é preciso ter gana sempre.

Quem traz no corpo a marca Maria, Maria, mistura a dor e a alegria.

Mas é preciso ter manha, é preciso ter graça é preciso ter sonho sempre,

Quem traz na pele essa marca possui a estranha mania de ter, fé na vida...

Fernando Brant & **Milton Nascimento**

COLABORADORES: Maria Albertina Nogueira - MBA em RH, pela Universidade Autónoma de Lisboa. Psicóloga, com diploma reconhecido pela Universidade de Lisboa e Advogada, com inscrição nas respectivas Ordens. Certificação Internacional em *Coach* em Igualdade de Gênero. *D*iploma de Formação Avançada em Desenvolvimento Pessoal e Profissional pela Universidade Católica Portuguesa/Lisboa.

21. CLÍNICAS DE ESTÉTICA DE SUCESSO

Há mais de 20 anos, a notícia é de que o setor de estética é um dos melhores mercados, do Brasil e do mundo, algo promissor. No entanto se vê, que muitas centenas de empresas na área fecham a porta rapidamente, algumas não passam nem do primeiro ano. E isso acontece tanto com clínicas de porte pequeno como grande. Onde estaria o erro, já que o setor é tão promissor? Fazendo gestão, consultoria empresarial e comercial neste setor há 20 anos, com facilidade conseguimos fazer apontamentos simples, porém relevantes, nos quais, para alguns, são sem importância, porém é bastante conhecido o antigo ditado: "os pequenos detalhes, fazem toda diferença."

Nos últimos anos, a notícia de que a área de estética é o melhor empreendimento do mundo levou muitos investidores a entrarem para o ramo, clínicas de grande, médio e pequeno porte entraram nesta grande concorrência, com isso, aquelas que aparentemente já estavam no topo, sentiram a pressão, novatos entrando com valores baixíssimos, afim de conquistar campo e atraindo aqueles que pareciam ser, "clientes fidelizados." A maior dificuldade neste caso foi para clínicas de portes médio e grande, que possuem despesas fixas maiores, como funcionários, aluguel de ponto e outros. Em todo Brasil, tenho testemunhado o pedido de socorro de empreendedores que gastaram fortunas, mas que não conseguem o retorno, e muito menos manter o negócio tão sonhado. Para muitos o sonho se tornou pesadelo.

OS DOIS INDICADORES QUE QUALIFICAM UMA CLÍNICA DE FORMA RESUMIDA:

- TRABALHO TÉCNICO QUALIFICADO
- GESTÃO DE PESSOAS

Dentro disso está:

- Qualificação do pessoal que realiza os procedimentos

Será impossível a fidelização de um cliente, caso os profissionais que realizam os procedimentos, não sejam treinados ou qualificados para realizar procedimentos. Certamente o cliente não voltará, pois os resultados não alcançaram o que ele esperava. Portanto procure se atualizar caso seja você o executor dos tratamentos, ou se for contratar alguém, faça com muito critério. É inadmissível que um profissional exerça sua função sem o mínimo de qualificação, pois já presenciei resultados horríveis por falta de responsabilidade, pessoas com rosto queimado, cirurgias estragadas no pós-operatório, mulheres saindo do salão de beleza com cabelo pegando fogo, chega a ser cômico, mas é muito sério.

- Diversidade de tratamentos

Há alguns anos, enquanto fazia a gestão de uma clínica, precisei contratar algumas profissionais para realizar tratamentos faciais e corporais, e fiquei surpreso ao entrevistar algumas que não realizavam mais que três tratamentos. Então eu constantemente me perguntava o motivo pelo qual elas não procuraram se profissionalizar um pouco mais, antes de começar como profissional.

Caso a clínica não tenha diversidade de tratamentos, perderá para a concorrência, exemplificando, ninguém vai a um supermercado que só vende arroz e feijão, as pessoas querem encontrar todos os itens necessários para abastecer sua dispensa, da mesma forma a clínica precisa ter tratamentos diversos para seu cliente, quando isso não acontece, ele fica dividido entre clínicas diferentes, e no final acaba encontrando em outro local.

- *Valores cobrados a altura ou no nível do tratamento (justos)*

Existe um público que busca em primeiro lugar, o preço, e não entende a respeito de valor. Mas é crescente os clientes que sabem diferenciar, sobre valor e benefício. Para se cobrar um valor justo, é necessário que se tenha um serviço à altura. Alguns profissionais cobram por uma limpeza de pele de 20 minutos, o mesmo que outra cobra utilizando mais recursos e investindo até 60 minutos no atendimento. Particularmente já fiz em mim as duas modalidades e escolhi ficar com a profissional que cobrou mais caro e dedicou quase uma hora à execução do serviço, pois o tratamento teve mais resultado. A pergunta antes de tabelar valores deve ser: O que estou oferecendo é compatível com o valor cobrado?

- *Equipamentos modernos e em bom estado de uso*

Nos dias de hoje, o cliente se tornou mais exigente por conta da facilidade de informações via internet, e alguns chegam à clínica perguntando sobre tratamentos que ainda não chegaram ao Brasil. Dificilmente uma empresa terá sucesso sem aquisição de equipamentos modernos. A grande vantagem é que os equipamentos mais caros são oferecidos em forma de locação e. os mais em conta, compra-se com facilidade de pagamento parcelado, com isso até aqueles que iniciam bem pequenos conseguem se organizar, abrindo um negócio com equipamentos novos. Se quer ter sucesso, adquira equipamentos novos ou, se usados, em bom estado para uso.

- *Limpeza do local e higienização de materiais e equipamentos*

É bem conhecido o ditado "A primeira impressão é a que fica" e, com toda certeza, neste ramo de negócios, a limpeza do local e a higiene de materiais e equipamentos são fatores indispensáveis. Particularmente, já fiz gestão em uma empresa com referência muito negativa nesta área, equipamentos muito antigos e em péssimo estado de uso, local totalmente rústico, passando uma visão muito forte de falta de limpeza. Com todo esforço para ajudar esta empresa, que estava em um momento difícil, tive dificuldades e, ao fim, o resultado geral obtido naquela gestão foi bem insignificante, pois os clientes não engajavam de jeito nenhum.

- *Localização, e conforto*

É bem verdade, que ao começar um negócio novo alguns tem mais recursos e outros menos, mas na medida do possível é bom pensar bem, pesquisar a localização, pois existem alguns lugares de acesso muito difícil, longe de estações e pontos de ônibus, ou de acesso difícil até para quem tem automóvel. Como existem situações em prédios que não têm elevador, sendo isso uma barreira muito grande, pois nem jovens e nem idosos toleram subir longas escadas. A clínica também deve oferecer serviços gratuitos aos clientes, como, café, chás, biscoitos, água. Um banheiro bem limpo, também faz parte deste pacote. Mas um dos itens que faz toda a diferença é o ar-condicionado. Clínicas de estética sem ar-condicionado, só conseguem sobreviver se os valores cobrados forem muito abaixo dos valores dos concorrentes. Já fiz gestão em uma clínica com essa condição, era tudo tão precário que eu preferi não continuar o trabalho, aconselhei a pegar o meu pagamento e fazer melhorias na estrutura, pois não havia vontade da parte do proprietário para solucionar tal dificuldade. Clientes saiam dos tratamentos totalmente molhados de suor. Meu conselho é, se não puder comprar um aparelho de ar-condicionado para a sala de atendimento, não abra seu negócio, espere até ter condições, ou ficará frustrado. Programas de TV na recepção, essa é uma das falhas que vejo com maior frequência, não só no seguimento de estética, mas na maioria. Não se deve colocar canais jornalísticos que a todo tempo noticiam mortes e desgraças. Pois a missão das empresas de estética é trabalhar não somente a autoestima do cliente, como também promover o bem-estar. Escolha programas que geram alegria e não tristeza.

- Receptividade via telefone ou presencial

Quem não gosta de ser bem-recebido? Seja na casa de um familiar, de um amigo, como convidado para alguma festa... Da mesma forma ocorre na área empresarial. Como é bom chegar e ser bem recepcionado por todos, não apenas pela recepcionista, mas por todos os demais setores, seja o médico, ou a esteticista, ou o pessoal da área comercial, isso dá ao cliente vontade de voltar sempre.

- A interação de todos os funcionários da empresa, desde a recepcionista até as técnicas que realizarão os procedimentos.

Geralmente quando um cliente adentra uma clínica, passa por mais de um setor, desde a recepção, médico e até a área comercial, e é muito importante que todos estes colaboradores saibam e conheçam o cliente com que estão lidando, e isso pode acontecer quando todos interagem de forma sistemática, buscando informações a respeito da personalidade de cada cliente. Particularmente, trabalhando na área comercial, sendo o primeiro contato com o novo cliente, sempre procurei passar informações úteis aos médicos e técnicos que iriam atender o cliente posteriormente, e isso sempre ajudou, pois ficavam sabendo dos gostos e estado de espírito dele. Na cabeça do cliente, parece que todos adivinharam seus gostos ao mesmo tempo.

- Funcionários que realmente mostrem satisfação em trabalhar na empresa, com sorriso no rosto e sempre levantando a autoestima do cliente.

Isso é muito sério, pois um funcionário mal-humorado pode colocar tudo a perder, muito se vê por aí. Particularmente observo quando o funcionário é desatencioso na maioria das vezes ou está com problemas em casa que leva para o trabalho, ou está insatisfeito com a empresa, ou com a função que exerce. Neste caso eu sempre digo, não está satisfeito pede as contas, mas não atrapalhe a evolução de toda uma empresa, pois se o cliente não se sentir bem com tal funcionário, não voltará mais ao estabelecimento. Neste ramo, eu digo que sorrir não é um favor, mas uma obrigação, faz parte do pacote de serviços, sem sorriso não tem como.

22. CRESCIMENTO POR MEIO DA INTERNET E VEÍCULOS DE GESTÃO

Sobre ferramentas da internet, sem dúvidas é um grande coadjuvante para o crescimento de qualquer negócio, em específico na área que estamos tratando. No entanto é importante saber que uma empresa que faz captação de clientes, mas que não observa os itens sobre os quais já falamos e ainda vamos falar, será uma empresa, saco furado, na qual o cliente entra por uma porta e sai pela outra. Por isso a internet é uma ferramenta auxiliar, que funcionará muito bem, harmonizando com todos os itens de gestão inteligente. Já testemunhei empresas do setor investirem valores altíssimos em internet por algum tempo e depois desistirem por não conseguirem construir boa reputação com o passar dos anos, e já vi outras investirem valores pequenos, mas crescerem e construir boa reputação. É necessário avaliar e objetivar:

- Gestão Inteligente: Quem faz gestão na sua empresa? Você ou um outro funcionário? Gestão inteligente só é possível por meio de um bom líder, geralmente as empresas que crescem são direcionadas por pessoas neste perfil, e isso é visto tanto em empresas grandes como em pequenas. A exemplo disso, o grupo de empresas de Silvio Santos, nas quais os acionistas nunca renunciaram à sua presença a frente dos negócios, pois o mesmo nunca foi chefe e sim líder. Por falta de conhecimento, algumas empresas ainda atuam de forma arcaica, sem diferenciar ou reconhecer os novos formatos de gestão das empresas de sucesso atuais. No tempo do meu pai, contratava-se um profissional com faculdade de Administração de

Empresa, que era o chefe de todo resto, agora o formato é bem diferente, já se consegue reconhecer que os melhores resultados vêm por meio de liderança e não por meio de chefia.

* Em primeiro lugar vem o setor estratégico, com visão ampla de todos os setores e que, embora não faça tudo, consegue enxergar tudo, tipo visão de águia; vê muito longe, é sempre inovador e sempre muito criativo.

Geralmente são os CEOs ou gestores que ocupam esta posição.

*Em segundo lugar vem o setor tático.

São os que apoiam diretamente o setor estratégico, arranjando meios para executar as estratégias do gestor, são esses os engenheiros de TI, os designers e os profissionais de marketing.

*Em terceiro lugar vem o setor operacional.

Estes executam e apoiam os setores acima, dando suporte, são os administradores, auxiliares, recepcionistas, serviços gerais e outros.

É possível fazer este formato de gestão mesmo em uma empresa de pequeno porte, basta identificar a aptidão de cada funcionário. Geralmente as empresas de sucesso adotam este tipo de gestão, que nos dias de hoje é tendência mundial.

- MARCA DE VALOR

Se você pretende ter uma marca de valor, precisa observar o conjunto de toda experiência que estamos compartilhando nestes escritos, e tenho certeza de que ajudará sua empresa a crescer gradativamente.

A construção de uma marca de valor não acontece da noite para o dia, é um trabalho a ser construído diariamente, observando princípios, de gestão estratégica e inteligente, como também princípios de liderança, e todos os demais itens surgirão a partir destes ícones.

- Investimento rentável

É de conhecimento dos maiores gestores do Brasil e do Mundo, que o investimento em pessoas, é um dos principais, os quais levam empresas ao crescimento. Se a sua empresa está começando e não consegue remunerar a todos muito bem, tenha pelo menos um funcionário de liderança que seja bem-remunerado e com o crescimento da empresa vá expandindo aos outros. O líder satisfeito financeiramente terá o poder de influenciar os outros a se dedicarem, vestirem a camisa da empresa, trabalhar como se fosse deles, com o intuito de ver crescer e os mesmo crescerem juntos.

23. CLÍNICA DE CIRURGIA PLÁSTICA PADRÃO

Como em toda profissão, ser reconhecido como alguém de sucesso é um sonho, e para outros meta a ser atingida. Na área médica, ainda existem muitas restrições que dificultam este objetivo. Na opinião da maioria dos profissionais da área, tais restrições se tornam arcaicas e deveriam ser atualizadas, pois formatos e modelos se modificam, até mesmo leis novas no sentido genérico, são atualizadas e novas leis também são criadas. Porém, não se apegando a tais méritos, muitos cirurgiões têm avançado, exercendo seu ofício com muita destreza, "A cirurgia plástica é uma obra de arte viva" (Sergio Souza). Para a maioria das pessoas o sucesso vem através do trabalho árduo, mas quando se trabalha duramente e não se chega ao sucesso, no mínimo pode ser frustrante. E isso pode acontecer em todos os segmentos. Uma certa vez presenciei uma cena inusitada, um cirurgião vendo um programa de TV, na recepção de uma clínica, no qual relatava que um homem, serviçal, pedreiro, sem estudos, havia adquirido uma casa própria, e uma grande casa própria, até com piscina, então, este cirurgião declarou abertamente, "Poxa, por que este serviçal conseguiu adquirir este imóvel e eu que sou cirurgião, estudei tanto, ainda não consegui adquirir o meu? Que comparação frustrante e discriminatória! Nunca pensei que ouviria tais comparação e declaração.

Neste caso, estávamos diante da seguinte situação: um serviçal sem estudos, mas que era reconhecido como um excelente profissional naquilo que fazia, ou seja, tinha sucesso. E em contrapartida, diante de um cirurgião, que mesmo tendo estudado muito, declarava o próprio fracasso e se via como um derrotado. Existem alguns cirurgiões plásticos que estão no topo como profissionais, com honorários altíssimos e agendas lotadas. Conheço alguns, que já entrevistei e cujas respostas foram: Nem sempre foi assim, no começo foi muito difícil, mas unindo trabalho e estratégia, com o passar do tempo, gerou-se o "know how", e agora se colhe os frutos com mais facilidade. A resposta àqueles que se sentem frustrados por não terem chegado aonde esperavam chegar como cirurgiões, é a falta de estratégia e gestão inteligente. Ditado antigo diz: "Por trás de um grande homem sempre tem uma grande mulher", particularmente acredito neste ditado, alterando um pouquinho, de "por traz de um grande homem", para "ao lado de um grande homem", tem uma grande mulher". Mas no caso do cirurgião plástico de sucesso, "ao seu lado sempre terá uma equipe competente", sendo indispensável estes dois fatores citados, estratégia e gestão inteligente. Dificilmente se vê alguém alcançando sucesso sem uma equipe qualificada.

A estratégia deve estar relacionada a um sistema bem pensado e projetado, feito isso, coloca-se em prática. Por mais que o cirurgião seja um excelente profissional, ele jamais será conhecido como deveria ser, isso demandará muito tempo. Hoje em dia, os meios digitais, basicamente a internet, são a melhor forma de expor o nível dos trabalhos realizados, e é possível fazer isso sem exposições exageradas. Após a primeira captação do cliente via internet, pode-se trazer o mesmo para mais perto e aí sim, expor os serviços de uma forma mais aberta. A primeira fase precisa acontecer, ou seja, a captação. Será impossível pescar grandes peixes sem lançar a linha e o anzol com a isca, mas depois de pescado, aí ficará em suas mãos. E agora a segunda fase estará relacionada ao atendimento presencial da equipe e ao sucesso no procedimento realizado. O sucesso da cirurgia deve ser divulgado pela área comercial de apoio ao cirurgião, pois ele não pode fazer isso, por isso existe a necessidade de uma equipe ou profissional na área. A maioria dos cirurgiões que não tem sucesso hoje, são solitários, tentam fazer gestão de tudo sozinhos, e por mais que não tenham formação como gestores, insistem em fazer, acreditando que estão economizando. Uma certa vez vi uma senhora com mais de oitenta anos explicando, você está vendo essa apresentadora de TV, famosa, referia-se a Xuxa Meneghel, na década de 90, ela faz um sucesso estrondoso, mas você sabia que tem uma equipe gigantesca por trás dela? E isso a faz ter sucesso. Ou seja, até aquela simples senhora, conseguia ver que ninguém faz sucesso sozinho, todos precisam de equipe. Para quem está começando, tenha pelo menos uma pessoa na área comercial, que organizará, Publicidade, Marketing e Gestão de clientes. Isso lhe dará retorno a curto e médio prazos. E se for persistente, a longo prazo, te levará ao nível de um cirurgião plástico de renome e de sucesso.

- *Bom estado de uso*

Nos dias de hoje, o cliente se tornou mais exigente por conta da facilidade de informações via internet, e alguns chegam à clínica perguntando sobre tratamentos que ainda não chegaram ao Brasil. Dificilmente uma empresa terá sucesso sem aquisição de equipamentos modernos. A grande vantagem é que os equipamentos mais caros são oferecidos em forma de locação e os mais em conta, compra-se com facilidade de pagamento parcelado, com isso até aqueles que iniciam bem pequenos conseguem se organizar abrindo um negócio com equipamentos novos. Se quer ter sucesso, adquira equipamentos novos ou, se usados, em bom estado para uso.

- *Limpeza do local e higienização de materiais e equipamentos*

É bem conhecido o ditado, "A primeira impressão é a que fica" e, com toda certeza, neste ramo de negócios, limpeza do local e higiene de materiais e equipamentos, são fatores indispensáveis. Particularmente, já fiz gestão em uma empresa com referência muito negativa nesta área, equipamentos muito antigos e em péssimo estado de uso, local totalmente rústico, passando uma visão muito forte de falta de limpeza. Com todo esforço para ajudar esta empresa, que estava em um momento difícil, tive dificuldades e, ao fim, o resultado geral obtido naquela gestão foi bem insignificante, pois os clientes não engajavam de jeito nenhum.

- *Localização e conforto*

É bem verdade, que ao começar um negócio, alguns tem mais recursos outros menos, mas na medida do possível é bom pensar bem, pesquisar a localização, pois existem alguns lugares de acesso muito difícil, longe de estações, e pontos de ônibus, ou de acesso difícil até para quem tem automóvel. Como existem situações em prédios que não têm elevador, sendo isso uma barreira muito grande, pois nem jovens e nem idosos toleram subir grandes escadas. A clínica também deve oferecer serviços gratuitos aos clientes, como, café, chás, biscoitos, água. Um banheiro limpo, também faz parte deste pacote. Mas um dos itens que faz toda a diferença é o ar-condicionado. Clínicas de estética sem ar-condicionado, só conseguem sobreviver, se os valores cobrados forem muito abaixo dos valores dos concorrentes, já fiz gestão em uma clínica com essa condição, era tudo tão precário que eu preferi não continuar o trabalho, aconselhei a pegar o meu pagamento e fazer melhorias na estrutura, pois não havia vontade da parte do proprietário para solucionar tal dificuldade. Clientes saiam dos tratamentos totalmente molhados de suor. Meu conselho é, se não puder comprar um aparelho de ar-condicionado para sala de atendimento, não abra seu negócio, espere até ter condições, ou ficará frustrado.

Programas de TV na recepção, essa é uma das falhas que vejo com maior frequência, não só no seguimento de estética, mas na maioria. Não se deve colocar canais jornalísticos que a todo tempo noticiam mortes e desgraças, pois a missão das empresas de estética é trabalhar não somente a autoestima do cliente, como também promover o bem-estar. Escolha programas que geram alegria e não tristeza.

- Receptividade via telefone ou presencial

Quem não gosta de ser bem recebido? Seja na casa de um familiar, de um amigo, como convidado para alguma festa. Da mesma forma ocorre na área empresarial. Como é bom chegar e ser bem recepcionado por todos, não apenas pela recepcionista, mas por todos os demais setores, seja o médico, ou a esteticista, ou o pessoal da área comercial, isso dá ao cliente vontade de voltar sempre.

- A interação de todos os funcionários da empresa, desde a recepcionista até as técnicas que realizarão os procedimentos.

Geralmente quando um cliente adentra a uma clínica, passa por mais de um setor, desde a recepção, médico e até a área comercial, e é muito importante que todos estes colaboradores saibam e conheçam o cliente que estão lidando, e isso pode acontecer quando todos interagem de forma sistemática, buscando informações a respeito da personalidade de cada cliente. Particularmente, trabalhando na área comercial, sendo o primeiro contato com o novo cliente, sempre procurei passar informações úteis aos médicos e técnicos que iriam atender ao cliente posteriormente, e isso sempre ajudou, pois ficavam sabendo dos gostos e estado de espírito dele. Na cabeça do cliente, parece que todos adivinharam seus gostos ao mesmo tempo.

- Funcionários que realmente mostrem satisfação em trabalhar na empresa, com sorriso no rosto e sempre levantando a auto estima do cliente.

Isso é muito sério, pois um funcionário mal-humorado pode colocar tudo a perder, muito se vê por aí, particularmente observo quando o funcionário é desatencioso, na maioria das vezes, ou está com problemas em casa que traz para o trabalho, ou está insatisfeito com a empresa, ou com a função que exerce. Neste caso eu sempre digo, não está satisfeito pede as contas, mas não atrapalhe a evolução de toda uma empresa. Pois se o cliente não se sentir bem com tal funcionário, não voltará mais ao estabelecimento. Neste ramo, eu digo que sorrir não é um favor, mas uma obrigação, faz parte do pacote de serviços, sem sorriso não tem como.

24. O QUE É MARKETING DIGITAL?

Marketing digital na atualidade é uma estratégia de marketing que utiliza canais digitais, como a internet, em dispositivos móveis, para promover produtos, serviços e marcas. Ele engloba diversas atividades, como a criação de sites, o uso de redes sociais, o envio de e-mails marketing, a produção de conteúdo, a otimização de sites para mecanismos de busca (SEO), a publicidade on-line, entre outras.

O marketing digital na atualidade é essencial para as empresas, uma vez que a maioria das pessoas está conectada à internet e utiliza dispositivos móveis para realizar pesquisas, fazer compras e se comunicar. Além disso, ele oferece diversas vantagens em relação ao marketing tradicional, como a possibilidade de segmentar o público-alvo de forma mais precisa, mensurar os resultados em tempo real e ajustar as estratégias de acordo com os dados obtidos.

No entanto, o marketing digital na atualidade também apresenta desafios, como a concorrência acirrada, a necessidade de estar sempre atualizado com as novas tecnologias e tendências e a importância de oferecer uma experiência positiva ao usuário em todos os canais digitais.

Em resumo, o marketing digital na atualidade é uma estratégia fundamental para as empresas se destacarem no mercado e alcançarem seus objetivos de negócio, utilizando os canais digitais de forma eficiente e criativa.

MARKETIG DIGITAL NA PRÁTICA PARA O MERCADO DE CLÍNICAS DE CIRURGIAS PLÁSTICAS

Para clínicas de cirurgia plástica, algumas estratégias de marketing digital podem ser especialmente eficazes. Aqui estão algumas sugestões:

1. Criação de um site otimizado: ter um site profissional e otimizado para mecanismos de busca (SEO) é fundamental para que a clínica seja encontrada pelos pacientes em potencial. O site deve ser informativo e intuitivo, fácil de navegar, além de conter informações relevantes sobre os procedimentos oferecidos, apresentando ainda depoimentos de pacientes satisfeitos.
2. Presença nas redes sociais: as redes sociais são uma ótima maneira de se conectar com o público-alvo e construir uma comunidade on-line. A clínica pode criar perfis nas principais redes sociais, como Facebook, Instagram e YouTube, e compartilhar conteúdo relevante, como dicas de cuidados com a pele, antes e depois de procedimentos, e informações sobre eventos e promoções.
3. Marketing de conteúdo: produzir conteúdo relevante e de qualidade é uma estratégia eficaz para atrair e engajar pacientes em potencial. A clínica pode criar um blog e compartilhar artigos informativos sobre cirurgia plástica, cuidados pré e pós-operatórios, tendências e novidades na área. Além disso, vídeos e podcasts também podem ser utilizados para transmitir informações e esclarecer dúvidas.
4. Campanhas de e-mail marketing: O e-mail marketing é uma forma eficiente de se comunicar com os pacientes, enviar newsletters com informações relevantes, divulgar pro-

moções e eventos, mantendo um relacionamento próximo com eles. É importante segmentar a lista de contatos e personalizar as mensagens de acordo com as necessidades e interesses de cada paciente.

5. Parcerias com influenciadores digitais: buscar parcerias com influenciadores digitais que tenham afinidade com a área da cirurgia plástica pode ser uma estratégia eficaz para aumentar a visibilidade da clínica. Os influenciadores podem compartilhar suas experiências com a cirurgia plástica, recomendar a clínica e divulgar os procedimentos realizados.

É importante ressaltar que cada clínica é única e as estratégias de marketing digital devem ser adaptadas de acordo com o público-alvo, objetivos e recursos disponíveis. É recomendado buscar o auxílio de profissionais especializados em marketing digital para desenvolver e implementar as estratégias de forma eficiente.

25. QUAL A IMPORTÂNCIA DA LIDERANÇA EXPERIENTE DE UM GESTOR COMERCIAL?

Um gestor comercial experiente desempenha um papel fundamental dentro de uma empresa de cirurgia plástica e estética. Aqui estão algumas razões pelas quais sua experiência é importante:

1. Conhecimento do mercado: um gestor comercial experiente possui um amplo conhecimento do mercado de cirurgia plástica e estética. Ele está familiarizado com as tendências, concorrência, demanda dos pacientes e oportunidades de crescimento. Isso permite que ele tome decisões estratégicas informadas e identifique oportunidades de negócios.

2. Desenvolvimento de estratégias de vendas: um gestor comercial experiente é capaz de desenvolver estratégias de vendas eficazes para a empresa. Ele entende como atrair e converter leads em clientes, como estabelecer metas de vendas realistas e como motivar a equipe de vendas. Isso ajuda a impulsionar o crescimento e o sucesso da empresa.

3. Relacionamento com clientes: um gestor comercial experiente sabe como construir e manter relacionamentos sólidos com os clientes. Ele entende a importância do atendimento de qualidade ao cliente, da comunicação eficaz e da resolução de problemas. Isso contribui para a satisfação dos pacientes e para a fidelização, resultando em um aumento da receita e na reputação positiva da empresa.

4. Gestão de equipe: um gestor comercial experiente é capaz de liderar e gerenciar a equipe de vendas de forma eficiente. Ele sabe como motivar, treinar e desenvolver os membros da equipe, além de estabelecer metas claras e acompanhar o desempenho. Isso resulta em uma equipe mais produtiva e engajada, o que impacta diretamente nos resultados da empresa.

5. Análise de dados e tomada de decisões: um gestor comercial experiente é habilidoso na análise de dados e na interpretação de métricas de desempenho. Ele utiliza essas informações para identificar áreas de melhoria, tomar decisões embasadas e ajustar as estratégias de vendas conforme necessário. Isso permite que a empresa se adapte às mudanças do mercado e maximize seus resultados.

Em resumo, um gestor comercial experiente desempenha um papel crucial no sucesso de uma empresa de cirurgia plástica e estética. Sua experiência e conhecimento ajudam a impulsionar as vendas, a construir relacionamentos com os clientes e a tomar decisões estratégicas que contribuem para o crescimento e a prosperidade da empresa.

26. COMO CONTRATAR UM GESTOR COMERCIAL EXPERIENTE?

Contratar um gestor experiente para o setor de cirurgia plástica e estética pode ser um processo desafiador, mas existem algumas etapas que podem ajudar nesse processo. Aqui estão algumas sugestões:

1. Defina o perfil desejado: antes de iniciar o processo de contratação, é importante definir o perfil do gestor comercial que você está procurando. Considere as habilidades, experiências e conhecimentos específicos necessários para atuar no setor de cirurgia plástica e estética. Isso ajudará a direcionar sua busca e a atrair candidatos adequados.

2. Divulgue a vaga: utilize diferentes canais de divulgação para atrair candidatos qualificados. Isso pode incluir anúncios em sites de emprego, redes sociais profissionais, grupos e associações relacionadas ao setor de cirurgia plástica e estética. Certifique-se de incluir informações detalhadas sobre a vaga, requisitos e benefícios oferecidos.

3. Avalie os currículos: analise cuidadosamente os currículos recebidos e selecione os candidatos que atendem aos requisitos básicos da vaga. Observe a experiência anterior, as habilidades relevantes e a formação acadêmica. Faça uma pré-seleção dos candidatos mais promissores para avançar para a próxima etapa.

4. Realize entrevistas: agende entrevistas com os candidatos pré-selecionados para avaliar suas habilidades, experiências e adequação cultural. Faça perguntas específicas sobre suas experiências no setor de cirurgia plástica e estética, suas estratégias de vendas anteriores e como eles lidam com

desafios específicos do setor. Considere também a personalidade e a capacidade de liderança do candidato.

5. Verifique referências: entre em contato com as referências fornecidas pelos candidatos para obter informações adicionais sobre seu desempenho anterior, ética de trabalho e habilidades de gestão. Isso ajudará a validar as informações fornecidas pelos candidatos e a tomar uma decisão mais informada.

6. Realize uma avaliação prática: dependendo da natureza da vaga, considere a possibilidade de realizar uma avaliação prática para avaliar as habilidades do candidato em situações reais de trabalho. Isso pode incluir a análise de um caso de vendas, a elaboração de um plano estratégico ou a simulação de uma situação de negociação.

7. Negocie a proposta: após selecionar o candidato ideal, negocie os termos da proposta de emprego, incluindo salário, benefícios e responsabilidades. Certifique-se de que ambas as partes estejam alinhadas e satisfeitas com os termos acordados.

Lembre-se de que contratar um gestor experiente requer tempo e esforço para encontrar o candidato certo. Considere também a possibilidade de buscar a ajuda de uma consultoria especializada em recrutamento para auxiliar no processo, se necessário.

QUARTA PARTE

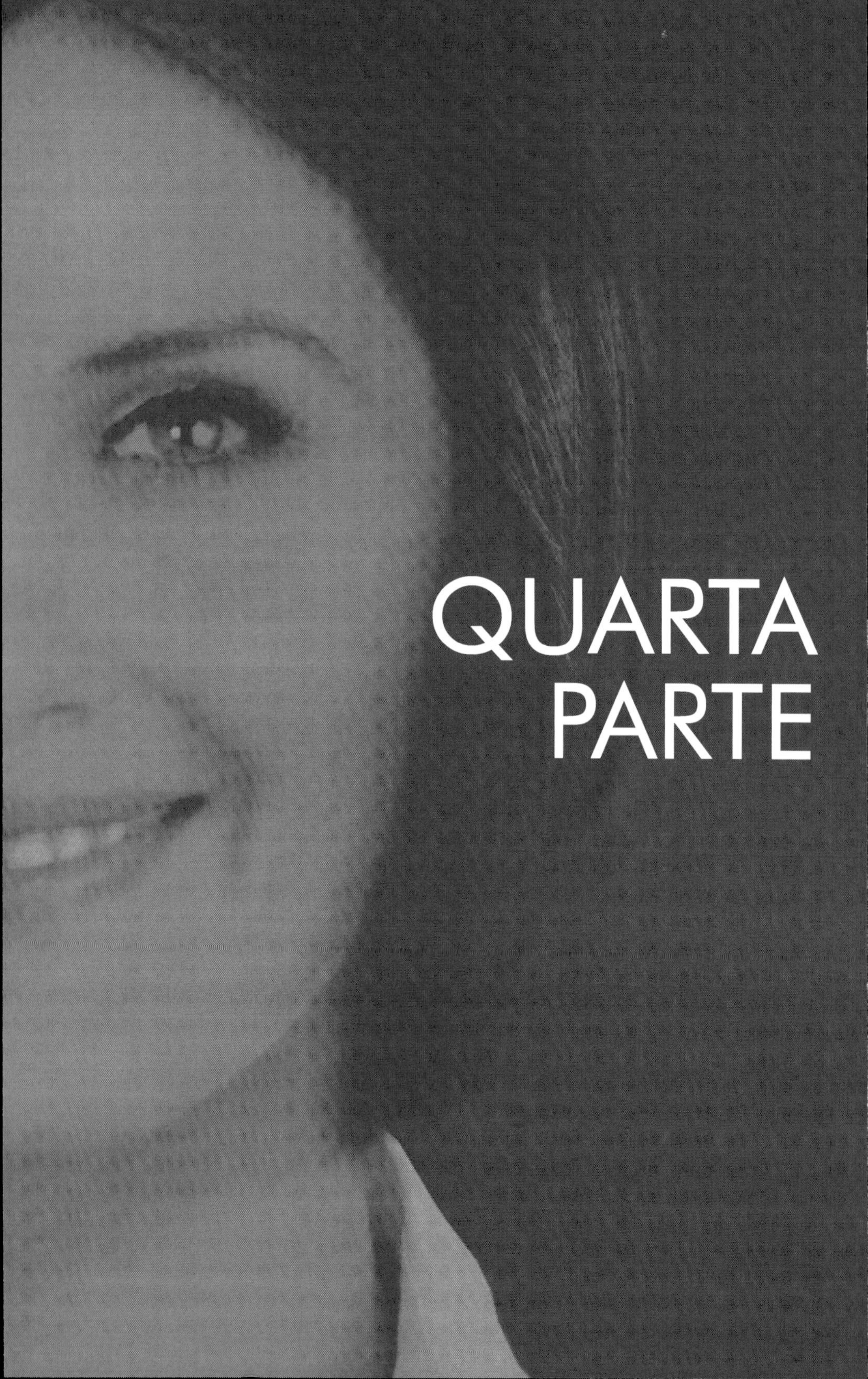

27. É POSSIVEL ENTRAR NO MERCADO DE ESTÉTICA DO ZERO? QUAL MELHOR CAMINHO?

Sim, é possível começar no mercado de estética do zero. Aqui estão algumas sugestões sobre o melhor caminho para iniciar nesse mercado:

1. Educação e formação: busque obter uma educação e formação adequadas na área de estética. Existem cursos profissionalizantes, técnicos e até mesmo graduações na área. Essa formação irá fornecer conhecimentos teóricos e práticos sobre os procedimentos estéticos, cuidados com a pele, anatomia, entre outros aspectos importantes.

2. Especialização: considere se especializar em uma área dentro da estética, como estética facial, corporal, capilar ou até mesmo em procedimentos específicos, como micropigmentação, depilação a laser, entre outros. Isso pode ajudar a se destacar no mercado e atender às necessidades específicas dos clientes.

3. Estágio ou trabalho em clínicas: busque oportunidades de estágio ou trabalho em clínicas de estética. Isso permitirá que você ganhe experiência prática, aprenda com profissionais gabaritados e construa uma rede de contatos na área. Além disso, trabalhar em uma clínica estabelecida pode ajudar a ganhar confiança e credibilidade no mercado.

4. Construa uma marca pessoal: invista na construção de sua marca pessoal como profissional da estética. Isso inclui criar um currículo atraente, desenvolver um portfólio de trabalhos realizados, criar um perfil profissional nas redes sociais e construir um website ou blog para compartilhar seu conhecimento e experiência.

5. Networking: participe de eventos, workshops e conferências relacionadas à estética. Isso permitirá que você conheça outros profissionais da área, faça contatos e esteja atualizado sobre as tendências e novidades do mercado. O networking pode abrir portas para as oportunidades de parcerias, indicações e até mesmo clientes.

6. Marketing digital: utilize estratégias de marketing digital para promover seus serviços e construir sua presença on-line. Crie perfis profissionais nas redes sociais, compartilhe conteúdo relevante, interaja com seu público-alvo e utilize técnicas de SEO para melhorar a visibilidade do seu negócio nos mecanismos de busca.

7. Atendimento ao cliente: foque em oferecer um excelente atendimento ao cliente. A satisfação dos clientes é fundamental para o sucesso no mercado de estética. Certifique-se de entender as necessidades e expectativas dos clientes, oferecer um ambiente acolhedor e seguro, além, logicamente, de fornecer serviços de qualidade.

Lembre-se de que o mercado de estética é competitivo, mas com dedicação, educação e esforço é possível construir uma carreira de sucesso. Esteja sempre atualizado sobre as tendências e novidades do setor, busque aprimorar suas habilidades e ofereça um serviço diferenciado para se destacar no mercado

* * *

28. COMO ESCOLHER O MELHOR LOCAL PARA INICIAR UMA CLÍNICA DE ESTÉTICA?

Escolha do melhor local para iniciar uma clínica de estética, como saber?

1. Pesquisa de mercado: realize uma pesquisa de mercado para identificar a demanda por serviços de estética na região em que pretende abrir a clínica. Considere a concorrência existente, o perfil demográfico da área e a disponibilidade de potenciais clientes.

2. Acesso e visibilidade: escolha um local de fácil acesso e com boa visibilidade. Uma localização central, próxima a áreas residenciais, comércios e escritórios, pode atrair mais clientes em potencial. Certifique-se de que o local seja de fácil acesso por transporte público e tenha estacionamento disponível.

3. Infraestrutura adequada: verifique se o local possui a infraestrutura necessária para uma clínica de estética, como espaço suficiente para salas de atendimento, recepção, área de espera, banheiros, entre outros. Considere também a necessidade de instalações específicas, como salas para tratamentos específicos, como depilação a laser ou massagem.

4. Condições do imóvel: avalie as condições do imóvel, como a estrutura, a segurança, a ventilação e a iluminação. Certifique-se de que o espaço atenda às normas de segurança e saúde exigidas para uma clínica de estética.

5. Custo e viabilidade financeira: considere o custo do aluguel ou compra do imóvel, bem como os custos operacionais, como contas de água, luz e manutenção. Faça uma aná-

lise financeira para garantir que o negócio seja viável e que você possa arcar com os custos iniciais e operacionais.

6. Parcerias estratégicas: considere a possibilidade de estabelecer parcerias estratégicas com outros estabelecimentos, como salões de beleza, academias ou clínicas médicas. Isso pode ajudar a atrair mais clientes e fortalecer a presença da clínica no mercado.

7. Regulamentações locais: verifique as regulamentações locais e as exigências legais para a abertura de uma clínica de estética na região escolhida. Certifique-se de cumprir todas as normas e obter as licenças e autorizações necessárias.

Lembre-se de que a escolha do local é uma decisão estratégica e pode impactar o sucesso da clínica de estética. Considere cuidadosamente esses fatores e faça uma análise completa antes de tomar uma decisão.

29. NA DIFICULDADE DE ENCONTRAR UM GESTOR EXPERIENTE NA ÁREA DE ESTÉTICA, PODE-SE SUBSTITUIR COM ALGUÉM QUE TENHA PERFIL DE LIDERANÇA

A influência de uma liderança ativa dentro de uma empresa é significativa e traz diversos benefícios. Uma liderança ativa é aquela que se envolve diretamente nas atividades diárias da equipe, estabelecendo um contato próximo com os colaboradores. Alguns dos benefícios dessa abordagem são:

1. Melhorias na comunicação: uma liderança ativa promove uma comunicação clara e efetiva entre todos os membros

da equipe. Isso facilita a transmissão de informações, evita mal-entendidos e cria um ambiente de trabalho mais harmonioso.

2. Motivação da equipe: um líder ativo inspira e motiva sua equipe, demonstrando entusiasmo, empatia e comprometimento. Isso lança um impacto positivo nos colaboradores, tornando-os mais engajados e produtivos.

3. Melhoria do desempenho: com uma liderança ativa, os colaboradores têm um suporte constante e orientações claras. Isso os ajuda a desenvolver suas habilidades e conhecimentos, resultando em um melhor desempenho individual e coletivo.

4. Fomento da criatividade e inovação: ao criar um ambiente no qual os colaboradores se sintam à vontade para expressar suas ideias e opiniões, uma liderança ativa estimula a criatividade e a inovação dentro da empresa. Isso pode gerar novas soluções e oportunidades de crescimento.

5. Desenvolvimento de talentos: uma liderança ativa identifica os talentos individuais dos colaboradores e busca oportunidades para desenvolvê-los. Isso aumenta a satisfação no trabalho e fortalece a cultura de aprendizado contínuo.

6. Redução da rotatividade de funcionários: uma liderança ativa constrói relacionamentos sólidos com os membros da equipe, o que contribui para a redução da rotatividade de funcionários. Colaboradores que se sentem valorizados e apoiados têm maior probabilidade de permanecerem na empresa por longo prazo.

7. Construção de um ambiente de confiança: a liderança ativa cria um ambiente de trabalho baseado na confiança mútua. Isso permite que os colaboradores se sintam à vontade para expressar suas preocupações, compartilhar feedback construtivo e buscar orientação sempre que necessário.

Em resumo, uma liderança ativa dentro de uma empresa influencia positivamente toda a organização, promovendo uma cultura de colaboração, motivação, desenvolvimento e inovação. Isso leva ao crescimento e sucesso sustentável da empresa.

30. COMO ENCONTRAR AS MELHORES PROFISSIONAIS ESTETICISTAS?

Encontrar os melhores profissionais que realizam procedimentos estéticos requer um processo cuidadoso e criterioso. Aqui estão algumas etapas para ajudar nesse processo de seleção:

1. Defina critérios de seleção: antes de começar a busca, defina os critérios específicos que são relevantes para o seu negócio. Isso pode incluir experiência na área, formação acadêmica, certificações, habilidades técnicas, conhecimento de produtos e técnicas atualizadas, entre outros.

2. Pesquise reputação e credibilidade: realize pesquisas sobre os profissionais em potencial. Verifique a reputação e a credibilidade deles por meio de análises on-line, recomendações de clientes anteriores e referências de outras clínicas ou colegas de confiança.

3. Verifique a formação e as certificações: confirme a formação acadêmica dos profissionais, bem como quaisquer certificações ou cursos adicionais que eles tenham concluído. Isso demonstra compromisso com o aprendizado contínuo e atualização das práticas e técnicas em estética.

4. Analise a experiência anterior: avalie a experiência dos profissionais na realização dos procedimentos estéticos específicos que você está buscando. Verifique se eles possuem um histórico sólido de sucesso e resultados positivos em suas áreas de especialização.

5. Realize entrevistas e avaliações: agende entrevistas pessoais ou virtuais com os funcionários em potencial. Durante a entrevista, faça perguntas relacionadas à sua experiência, abordagem de trabalho, ética profissional e capacidade de lidar com diferentes tipos de clientes e necessidades.

6. Peça exemplos de trabalhos anteriores: solicite exemplos de antes e depois de procedimentos estéticos que eles realizaram. Isso permitirá avaliar a qualidade do trabalho e ver se está alinhado com suas expectativas e padrões de qualidade.

7. Considere referências e recomendações: entre em contato com referências fornecidas pelos profissionais ou busque recomendações de clientes anteriores. Esses feedbacks podem ser valiosos para entender a qualidade do trabalho e o nível de satisfação dos clientes.

8. Observe a comunicação e o relacionamento interpessoal: além das habilidades técnicas, é importante considerar a capacidade de comunicação e o relacionamento interpessoal dos profissionais. Eles devem ser atenciosos, amigáveis, pacientes e capazes de compreender as necessidades e desejos dos clientes.

9. Faça um período de teste: Antes de tomar uma decisão final, ofereça aos profissionais selecionados um período de teste, no qual eles realizem um ou dois procedimentos estéticos em clientes reais ou modelos. Isso ajudará a avaliar sua técnica, eficiência e resultados.

Ao seguir essas etapas, você terá uma base sólida para selecionar os melhores profissionais que realizam procedimentos estéticos e garantir um serviço de qualidade e satisfatório para seus clientes. Lembre-se de que a escolha certa depende da combinação de habilidades técnicas, credenciais, experiência e da capacidade de se relacionar bem com os clientes.

31. CIRURGIÕES PLÁSTICOS, COMO ENCONTRAR OS MELHORES PARA ATUAR EM CLÍNICAS DE ESTÉTICA?

Selecionar cirurgiões plásticos para trabalhar em clínicas de estética requer um processo minucioso e criterioso, já que envolve procedimentos cirúrgicos mais complexos. Aqui estão algumas etapas para ajudar nesse processo de seleção:

1. Verifique a licença e a credencial: antes de considerar um cirurgião plástico, verifique se ele possui uma licença válida para exercer a medicina e se é membro de sociedades ou associações reconhecidas na área da cirurgia plástica. Isso garante que o profissional tenha a formação e treinamento adequados.

2. Avalie a experiência e especialização: considere a experiência geral do cirurgião plástico, bem como sua especialização em procedimentos específicos. Alguns podem ter maior experiência em cirurgias faciais, enquanto outros podem ser especializados em cirurgias corporais, por exemplo. Verifique se a especialidade atende às necessidades da clínica de estética.

3. Realize pesquisas sobre o histórico: procure informações sobre o histórico e o currículo do cirurgião plástico. Isso inclui verificar se há registros de reclamações ou processos legais contra o profissional. Pesquise também sua reputação on-line e leia avaliações de pacientes anteriores.

4. Analise portfólio e resultados anteriores: solicite ao cirurgião plástico exemplos de trabalhos anteriores, incluindo fotos de antes e depois dos procedimentos realizados. Isso permitirá avaliar a qualidade do trabalho e os resultados obtidos pelo profissional.

5. Busque referências e recomendações: peça referências e recomendações de outros profissionais na área médica, como colegas cirurgiões plásticos, dermatologistas, entre outros. Eles podem fornecer insights valiosos sobre a reputação e competência do profissional.

6. Faça entrevistas pessoais: agende entrevistas presenciais ou virtuais com os cirurgiões plásticos em potencial. Durante a entrevista, faça perguntas relacionadas à experiência, técnicas utilizadas, abordagem aos pacientes, complicações e medidas de segurança tomadas durante os procedimentos cirúrgicos.

7. Considere o relacionamento interpessoal: a boa comunicação e o relacionamento interpessoal são essenciais em um cirurgião plástico. Verifique se o profissional é atencioso, empático, capaz de entender as expectativas dos clientes e de fornecer orientações claras e realistas.

8. Avalie a disponibilidade e o compromisso: verifique a disponibilidade do cirurgião plástico para atender à demanda da clínica de estética. Considere também o compromisso do profissional com a aprendizagem contínua e a atualização das técnicas e procedimentos cirúrgicos.

9. Faça um período de teste: Antes de tomar uma decisão, ofereça ao cirurgião plástico selecionado a oportunidade de realizar um ou dois procedimentos cirúrgicos na clínica de estética. Isso permitirá avaliar sua técnica, habilidade e compatibilidade com a equipe e o ambiente da clínica.

Lembre-se de que a escolha do cirurgião plástico adequado depende da combinação de habilidades técnicas, experiência, credenciais, reputação, relacionamento interpessoal e compatibilidade com a clínica de estética. É importante dedicar tempo e cuidado nesse processo de seleção para garantir a segurança e o sucesso dos procedimentos cirúrgicos realizados pela clínica.

32. RECEPCIONISTAS DE CLÍNICAS DE ESTÉTICA DEVEM SER PROATIVAS

O trabalho de recepcionista em uma clínica de estética requer habilidades específicas, bem como características pessoais. Embora seja importante considerar as necessidades e a cultura de cada clínica, aqui estão algumas características e habilidades que geralmente são valorizadas em um bom recepcionista de clínica de estética:

1. Excelente comunicação: um bom recepcionista deve ser capaz de se comunicar de forma clara, educada e eficiente com os clientes. Isso inclui atender chamadas telefônicas, responder a e-mails e lidar pessoalmente com os pacientes.

2. Empatia e paciência: o recepcionista deve ser capaz de lidar com uma variedade de pessoas, algumas das quais podem estar em situações emocionais delicadas ou ter dúvidas e preocupações. A empatia e a paciência são fundamentais para tranquilizar e acolher os pacientes.

3. Organização e gerenciamento de tempo: o recepcionista é responsável por agendar consultas, coordenar horários e manter o fluxo de entrada e saída dos pacientes. A capacidade de organizar e gerenciar o tempo com eficiência é essencial para garantir que a clínica funcione sem problemas.

4. Conhecimentos básicos de informática: muitas clínicas de estética utilizam softwares de agendamento e registro de pacientes, portanto, ter habilidades básicas em informática é importante para executar essas tarefas com facilidade.

5. Discrição e confidencialidade: como parte do trabalho, o recepcionista terá acesso a informações confidenciais dos

pacientes. É fundamental que ele demonstre discrição absoluta e mantenha todas as informações em sigilo.

6. Apresentação pessoal adequada: como representante da clínica, o recepcionista deve apresentar uma imagem profissional e amigável. Isso inclui vestimenta adequada, higiene pessoal e uma atitude positiva.

7. Flexibilidade e adaptabilidade: as clínicas de estética podem ser movimentadas e imprevisíveis. Um bom recepcionista deve ser capaz de se adaptar a situações em constante mudança, lidar com emergências e trabalhar sob pressão.

8. Conhecimento sobre serviços estéticos: embora não seja obrigatório, ter conhecimento básico sobre os diferentes tratamentos estéticos oferecidos pela clínica pode ser uma vantagem. Isso ajuda a responder às perguntas dos pacientes e a fornecer informações básicas sobre os serviços.

Lembrando que o perfil ideal pode variar dependendo das necessidades específicas da clínica de estética e das preferências dos proprietários. Portanto, é sempre útil alinhar as características e habilidades desejadas com a cultura e os valores da clínica.

33. QUAIS SÃO OS TRATAMENTOS ESTÉTICOS QUE NÃO PODEM FALTAR EM UMA CLÍNICA?

Existem muitos tratamentos estéticos populares e procurados atualmente. Aqui estão alguns exemplos:

1. Depilação a laser: a depilação a laser é um procedimento que utiliza feixes de luz para eliminar os pelos indesejados de forma duradoura.

2. Tratamentos faciais: os tratamentos faciais são muito populares e incluem procedimentos como limpeza de pele, peeling químico, microdermoabrasão e terapia com luz LED. Eles ajudam a melhorar a textura, o tom e a aparência geral da pele do rosto.

3. Preenchimento facial: o preenchimento facial, muitas vezes realizado com o uso de ácido hialurônico, é um procedimento que ajuda a suavizar rugas, linhas de expressão e proporciona volume em áreas específicas do rosto.

4. Botox: o uso da toxina botulínica tipo A, mais conhecida como Botox, é uma opção popular para suavizar rugas e linhas de expressão, dando ao rosto uma aparência mais jovem e relaxada.

5. Tratamentos corporais: há uma variedade de tratamentos corporais procurados, como a criolipólise (congelamento de gordura), radiofrequência (para redução de celulite e flacidez) e a drenagem linfática (para estimular a circulação e reduzir retenção de líquidos).

6. Microblading de sobrancelhas: o microblading é uma técnica de pigmentação semipermanente que cria a ilusão de sobrancelhas mais cheias e definidas, dando uma aparência natural aos fios.

7. Depilação a cera: a depilação a cera ainda é um tratamento estético muito procurado para remoção temporária dos pelos em áreas como pernas, axilas e virilha.

8. Tratamentos a laser para rejuvenescimento: a utilização de lasers para o rejuvenescimento facial e corporal também é comum. Esses tratamentos ajudam a melhorar a textura da pele, reduzir manchas e promover a produção de colágeno para uma pele mais firme e jovem.

É importante lembrar que a popularidade dos tratamentos pode variar dependendo do local e das tendências atuais. Sempre consulte um profissional devidamente qualificado para obter informações adicionais sobre os tratamentos específicos e suas indicações.

34. O QUE É MAIS VANTAJOSO, ALUGAR OU COMPRAR EQUIPAMENTOS DE ESTÉTICA?

A decisão entre alugar ou comprar equipamentos para realizar tratamentos estéticos depende de vários fatores, incluindo as necessidades específicas do seu negócio e a sua capacidade financeira. Aqui estão alguns pontos a serem considerados ao tomar essa decisão:

1. Custo inicial: a compra de equipamentos geralmente requer um investimento inicial significativo, enquanto o aluguel pode oferecer uma opção mais acessível em termos de custo inicial.
2. Flexibilidade: o aluguel de equipamentos pode oferecer flexibilidade, permitindo que você experimente diferentes tecnologias e procedimentos sem o compromisso de possuir um equipamento específico a longo prazo.
3. Manutenção e atualização: a manutenção e a atualização dos equipamentos podem ser complexas e caras. Ao alugar, é comum que a manutenção esteja incluída no acordo. Além disso, você pode ter acesso a equipamentos atualizados sem ter que lidar com a venda ou substituição do equipamento antigo.
4. Demanda e uso: se você espera uma alta demanda por determinado tratamento e tem certeza de que o utilizará regularmente, a compra de equipamentos pode ser mais vantajosa a longo prazo. No entanto, se você não tem certeza

sobre a demanda ou prefere ter mais flexibilidade, o aluguel pode ser uma escolha mais adequada.

5. Financiamento: caso não tenha capital disponível para comprar equipamentos, o aluguel pode ser uma opção viável que permite iniciar seu negócio sem grandes investimentos iniciais.

6. Suporte técnico: verifique se o fornecedor de equipamentos oferece suporte técnico confiável, seja você proprietário ou locatário. Este é um aspecto importante para garantir que os equipamentos funcionem corretamente e estejam disponíveis quando necessário.

Antes de tomar uma decisão, é recomendável pesquisar, comparar os custos e avaliar suas necessidades específicas. Considere também consultar profissionais da área para obter orientações e recomendações adicionais.

35. FAZENDO TUDO COMO SE DEVE FAZER, QUAL O TEMPO MÉDIO PARA ESTABILIZAR UM NEGÓCIO NA ÁREA DE ESTÉTICA?

O tempo médio para estabilizar um negócio na área de estética pode variar dependendo de vários fatores, incluindo a localização, o público-alvo, a concorrência e a eficácia das estratégias de marketing utilizadas. No entanto, geralmente leva de 1 a 3 anos para que um negócio esteja totalmente estabelecido e comece a gerar lucros consistentes.

Durante esse período inicial, é importante desenvolver uma base sólida de clientes, criar uma reputação positiva no mercado e ajustar suas operações de acordo com as necessidades e preferências dos clientes. É comum enfrentar desafios e períodos de crescimento lento no início, mas com uma abordagem estratégica e foco na qualidade do serviço, é possível alcançar a estabilidade ao longo do tempo.

É importante ressaltar que a estabilização do negócio na área de estética pode exigir esforços contínuos, como investir em treinamento atualizado, manter um bom relacionamento com os clientes e adaptar-se às mudanças nas demandas do mercado. Cada negócio é único, portanto, é fundamental avaliar regularmente o desempenho, ajustar estratégias conforme necessário e buscar oportunidades de crescimento.

1. Demanda e uso: se você espera uma alta demanda por determinado tratamento e tem certeza de que o utilizará regularmente, a compra de equipamentos pode ser mais vantajosa a longo prazo. No entanto, se você não tem certeza sobre a demanda ou prefere ter mais flexibilidade, o aluguel pode ser uma escolha mais adequada.

2. Financiamento: caso não tenha capital disponível para comprar equipamentos, o aluguel pode ser uma opção viável que permite iniciar seu negócio sem grandes investimentos iniciais.

3. Suporte técnico: verifique se o fornecedor de equipamentos oferece suporte técnico confiável, seja você proprietário ou locatário. Este é um aspecto importante para garantir que os equipamentos funcionem corretamente e estejam disponíveis quando necessário.

Antes de tomar uma decisão, é recomendável pesquisar, comparar os custos e avaliar suas necessidades específicas. Considere também consultar profissionais da área para obter orientações e recomendações adicionais.

Fazendo tudo como se deve fazer, qual o tempo médio para estabilizar um negócio na área de estética?

O tempo médio para estabilizar um negócio na área de estética pode variar dependendo de vários fatores, incluindo a localização, o público-alvo, a concorrência e a eficácia das estratégias de marketing utilizadas. No entanto, geralmente leva de 1 a 3 anos para que um negócio esteja totalmente estabelecido e comece a gerar lucros consistentes.

Durante esse período inicial, é importante desenvolver uma base sólida de clientes, criar uma reputação positiva no mercado e ajustar suas operações de acordo com as necessidades e preferências dos clientes. É comum enfrentar desafios e períodos de crescimento lento no início, mas com uma abordagem estratégica e foco na qualidade do serviço, é possível alcançar a estabilidade ao longo do tempo.

É importante ressaltar que a estabilização do negócio na área de estética pode exigir esforços contínuos, como investir em treinamento atualizado, manter um bom relacionamento com os clientes e adaptar-se às mudanças nas demandas do mercado. Cada negócio é único, portanto, é fundamental avaliar regularmente o desempenho, ajustar estratégias conforme necessário e buscar oportunidades de crescimento.

36. QUAL A IMPORTÂNCIA DO NETWORKING PARA UMA CLÍNICA DE ESTÉTICA?

Fazer networking é uma estratégia importante para desenvolver uma clínica de estética, pois ajuda a construir relacionamentos com profissionais da área, clientes em potencial e outros indivíduos que podem contribuir para o crescimento do seu negócio. Aqui estão algumas dicas para fazer networking efetivo:

1. Participar de eventos da indústria: faça parte de conferências, seminários e feiras relacionadas à estética. Esses eventos são ótimas oportunidades para conhecer pessoas influentes e criar conexões.

2. Juntar-se a associações profissionais: associe-se a organizações ou grupos profissionais que reúnem profissionais da área de estética. Isso lhe dará acesso a uma rede de contatos valiosa e a oportunidades de aprendizado e desenvolvimento.

3. Utilizar as redes sociais: use as redes sociais como Instagram, Facebook e LinkedIn para se conectar com outros profissionais e divulgar o seu trabalho. Interaja em grupos e comunidades on-line relacionados à estética.

4. Parcerias estratégicas: identifique parceiros potenciais, como salões de beleza, spas ou clínicas médicas, com os quais você possa colaborar. Estabelecer alianças pode ajudar a aumentar a visibilidade e expandir a base de clientes.

5. Participar de eventos locais: esteja presente em eventos da comunidade local, como feiras, eventos de caridade ou encontros de negócios. Essas ocasiões proporcionam a oportunidade de conhecer pessoas da sua região que podem ser interessantes para o seu negócio.

6. Oferecer serviços gratuitos ou descontos: em certos momentos, ofereça serviços gratuitos ou com descontos para atrair novos clientes e criar um boca-a-boca positivo.

7. Manter contato com clientes antigos: cultive relacionamentos com seus clientes atuais e antigos. Essas pessoas podem se tornar defensoras do seu negócio e indicar novos clientes.

Lembre-se de que o networking não se trata apenas de fazer contatos, mas de construir relacionamentos duradouros baseados na confiança e intercâmbio mútuo de valor. Seja autêntico, interessado nas pessoas e busque oportunidades de colaboração.

37. QUAIS INDICATIVOS LEVAM UMA CLÍNICA DE ESTÉTICA A ABRIR FILIAIS?

Abrir novas filiais pode ser uma estratégia interessante para uma clínica de estética já estabelecida que deseja expandir seus negócios. No entanto, antes de tomar essa decisão, é importante considerar alguns indicativos:

1. Demanda do mercado: realize uma pesquisa de mercado para entender se há demanda suficiente para uma nova filial da clínica de estética na área em que você deseja se expandir. Analise a concorrência, o perfil dos consumidores e suas necessidades.

2. Sucesso da clínica atual: avalie o desempenho da clínica de estética existente. Se a clínica estiver obtendo resultados consistentes, com um fluxo de clientes estável e lucratividade satisfatória, isso indica que existe potencial para replicar o sucesso em outras localidades.

3. Recursos financeiros: analise sua situação financeira para garantir que você tenha recursos adequados para abrir e operar uma nova filial. Isso inclui custos de instalação, contratação de equipe adicional, marketing e despesas operacionais.

4. Equipe capacitada: verifique se você tem uma equipe capacitada para administrar a nova filial. Garanta que você tenha profissionais qualificados para fornecer serviços de

qualidade e que possam representar adequadamente sua clínica.

5. Estratégia de marketing: desenvolva uma estratégia de marketing sólida para promover a abertura da nova filial. Isso pode incluir publicidade local, promoções especiais ou parcerias estratégicas para gerar interesse e atrair novos clientes.

6. Plano de negócios: elabore um plano de negócios detalhado para a nova filial, considerando elementos como análise de mercado, projeções financeiras, estratégias de crescimento e planos de operação.

Lembre-se de que a abertura de uma nova filial é um investimento significativo e requer planejamento cuidadoso. Certifique-se de estar preparado para enfrentar os desafios e dedicar os recursos necessários para o sucesso da expansão.

CONCLUSÃO

Acredito que todos os conhecimentos escritos nesta obra poderão contribuir bastante, com todos que desejarem alavancar seus negócios nesta área tão promissora no Brasil e no mundo. Além de registrarem inúmeras experiências práticas de um gestor consagrado, também são cheios de conteúdo bem atualizado e também recomendado por gestores que não são especialistas na área, mas que também recomendam tais atitudes práticas, unidas à teoria como conhecimento de causa.

De qualquer forma, acreditamos no sucesso de qualquer empreendedor que coloque ao menos 50% dos conselhos e experiências aqui contidas em prática. Como mentor e CEO de clínicas, quero deixar meus serviços à disposição, caso possa ajudar qualquer empresário da área ou médico que precise de orientação e motivação para alcançar resultados expressivos.

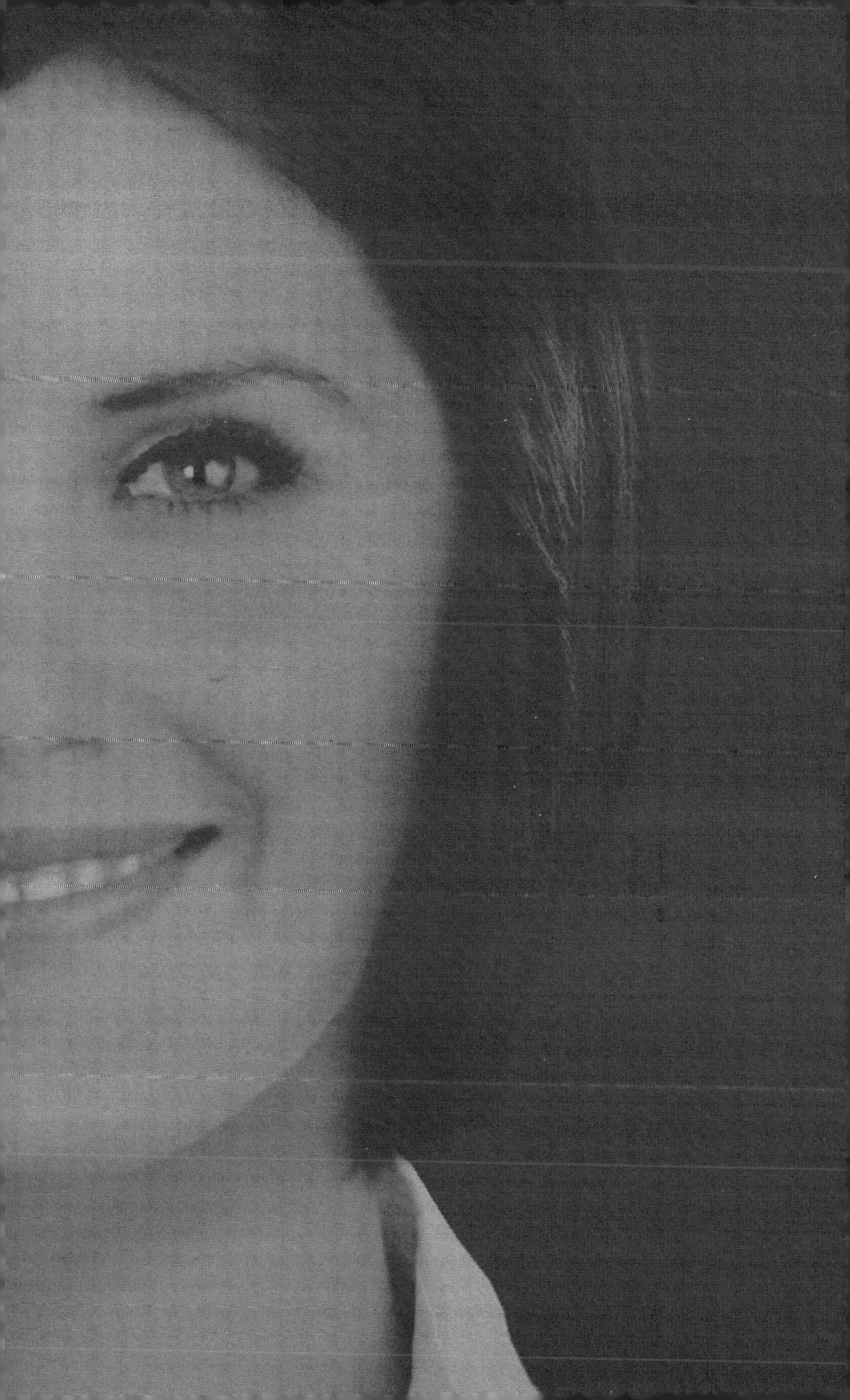

Este livro foi composto na fonte
Calibri, tamanho 12/16 em 2024.